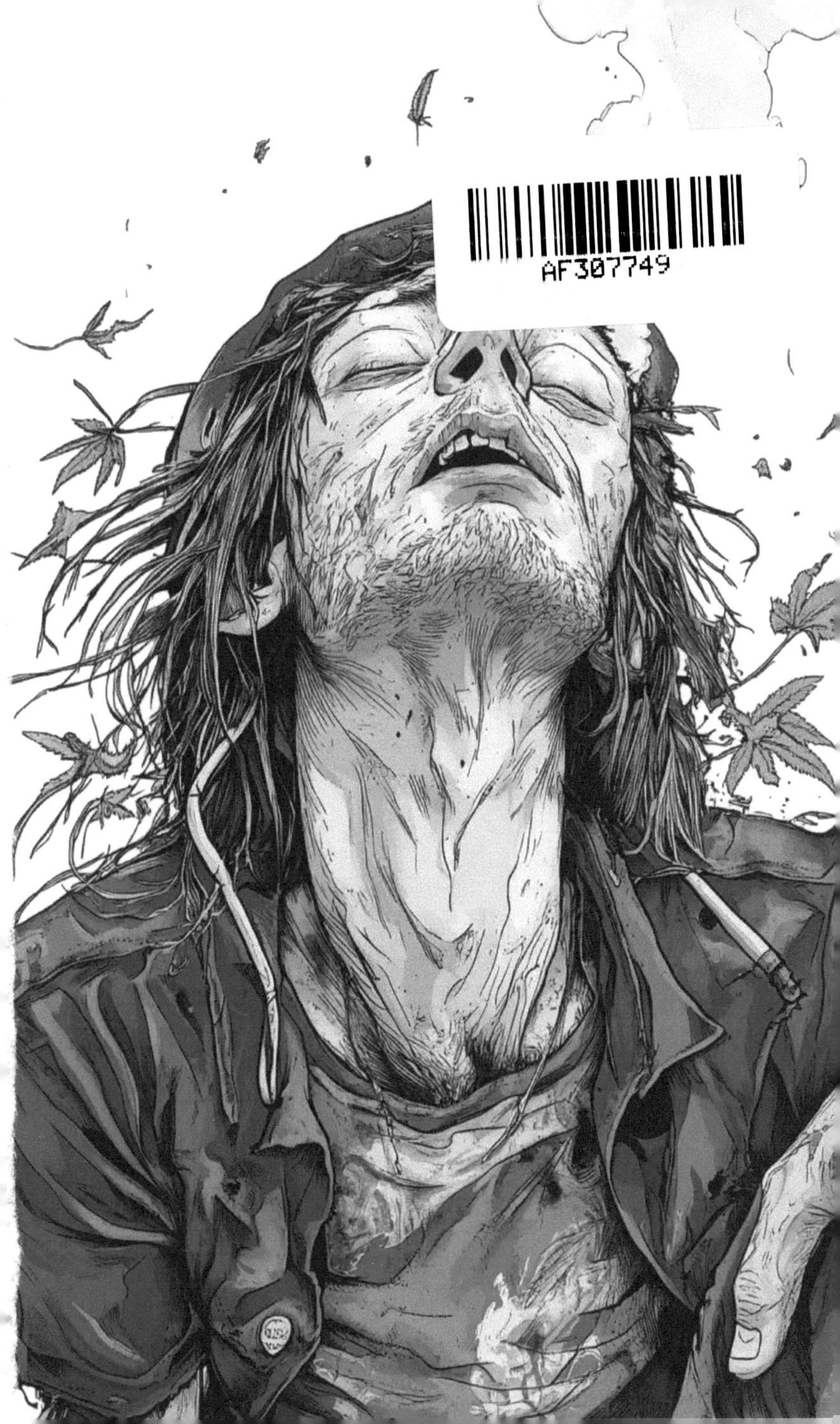
AF307749

Impressum:
Bibliografische Information der Deutschen Nationalbibliothek.
Die Deutsche Nationalbibliothek verzeichnet diese Publikation
in der Deutschen Nationalbibliografie; detaillierte
bibliografische Daten sind im Internet über http://dnb.d-nb.de
abrufbar.
Veröffentlicht bei Infinity Gaze Studios AB
1. Auflage
Oktober 2024
Alle Rechte vorbehalten
Copyright © 2024 Infinity Gaze Studios
Texte: © Copyright by Ingo Schlemmer
Cover & Buchsatz: V.Valmont @valmontbooks
Das Werk ist urheberrechtlich geschützt. Jede Verwertung
außerhalb des Urheberrechtsgesetzes ist ohne Zustimmung
von Infinity Gaze Studios AB unzulässig und wird strafrechtlich
verfolgt.
Infinity Gaze Studios AB
Södra Vägen 37
829 60 Gnarp
Schweden
www.infinitygaze.com

Denkst du noch oder kiffst du schon?

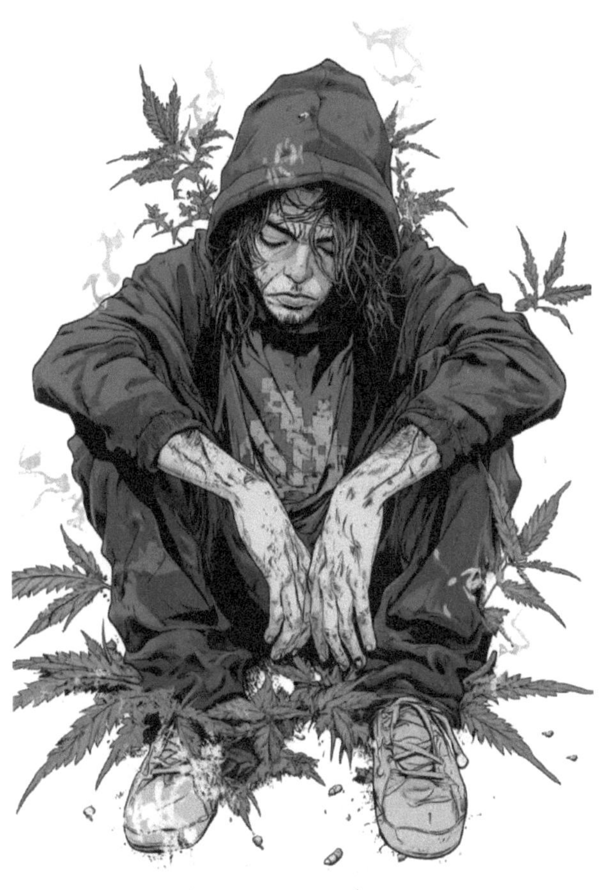

Ode an den Kiffer

In der Ecke, dumpf und träge,
Lümmelt er im Rauchgehege,
Mit den Augen rot und leer,
Kiffer-Hirn, das will nicht mehr.

„Freiheit!" ruft er, blöd und laut,
Doch das Gras, das er verbraucht,
Macht ihn stumpf, macht ihn dumm,
dreht den nächsten schon mit Schwung.

Sein Joint, sein Heiligtum und Schatz,
Sein Hirn so weich wie nasser Matsch,
Denkt, er sei so schlau und weise,
Doch ist ein Schwätzer, laut und leise.

„Gras ist gut, heilt jede Not!"
Doch er sieht nicht, was ihm droht:
Faul und träge, stumpf und leer,
klagt das Leben sei nicht fair.

Kein Job, kein Ziel, kein klarer Plan,
Nur Lügen, die er sich ersann,
Kifft sich dumm, kifft sich taub,
Sitzt im Sumpf, starrt auf Staub.

So endet diese Kifferbahn,
Ein Mahnmal für den Dummheitswahn,
Wer sich im Gras verstrickt, verliert,
Und am Ende bitter friert.

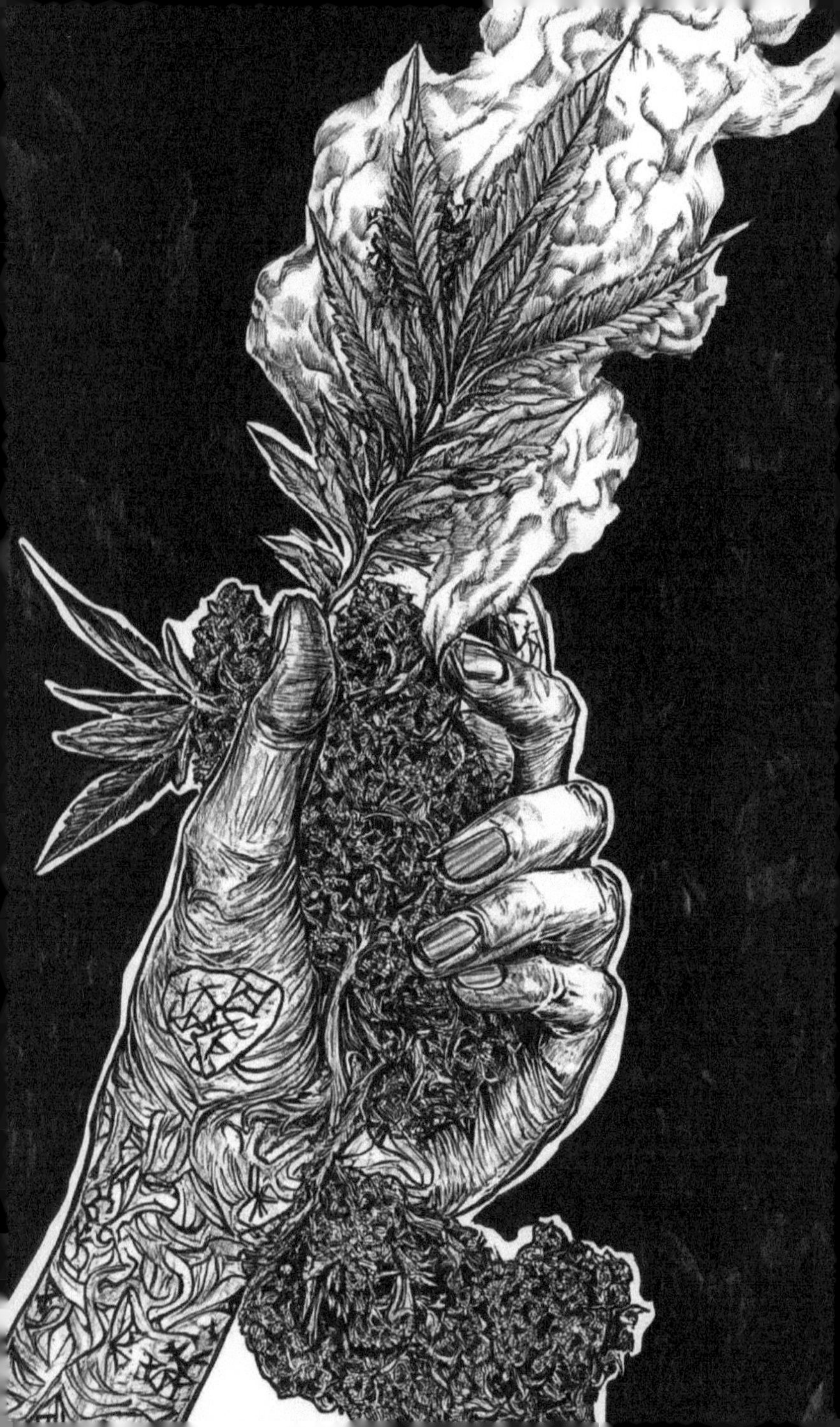

Der ultimative Selbsttest: Wie kaputt bist du schon?

Finde heraus, ob du schon zu viel gekifft hast und langsam zur wandelnden Katastrophe wirst.

Kreuze an, was auf dich zutrifft:

- ☐ Du vergisst regelmäßig, warum du überhaupt aufgestanden bist, und findest dich in der Küche wieder, ohne zu wissen, warum.

- ☐ Du redest begeistert über deine "tollen Ideen", die du dann nie umsetzt, weil du zu high bist, um dich zu erinnern.

- ☐ Du fängst Dinge an und hörst sofort wieder auf, weil du die Lust verlierst – so wie dein Leben.

- ☐ Du hast schon dreimal denselben Joint angezündet, weil du vergessen hast, dass du ihn schon geraucht hast.

Die Bong des Todes

Es war Freitagabend, und im abgewrackten Wohnzimmer von Ralle, einem Typen, der aussah, als hätte er seit Jahren keinen Job und keine Dusche mehr gesehen, hing eine Truppe von Vollpfosten ab, die alle denselben beschissenen Traum hatten: den ganzen Tag kiffen und nichts auf die Reihe kriegen. Auf dem durchgesessenen Sofa saßen Ralle, Timo und Mandy, während sich Benni auf dem Boden lümmelte und versuchte, den verklebten Teppich nicht zu berühren.

"Ey, Ralle," krächzte Mandy, die schon viel zu viel Gras geraucht hatte und kaum noch einen Satz geradeaus sprechen konnte, "hol mal die neue Bong raus. Die, die du von dem Typen auf dem Flohmarkt gekauft hast."

Ralle grinste. „Jaja, wartet ab, ihr Luschen. Das hier wird euch umhauen." Er kramte unter einem Haufen dreckiger Wäsche und leeren Bierdosen herum und zog schließlich eine riesige, schwarze Bong hervor, die aussah, als hätte sie ein Hobby-

Hexenmeister in seiner Freizeit zusammengebastelt. „Die hat mir so ein Typ verkauft, meinte, die ist was Besonderes. Hat irgendwas von 'nem Ritual gefaselt, aber scheiß drauf. Hauptsache, es knallt, oder?"

„Alter, das Ding sieht aus, als hätte da jemand reingepisst," lachte Timo und zündete sich einen Joint an. „Was für 'n Ritual? Klingt doch nach 'ner ordentlichen Verarsche."

Ralle stellte die Bong auf den versifften Couchtisch und grinste dreckig. „Scheißegal, Digga, Hauptsache, es macht high. Los, ihr Penner, zieht mal ordentlich dran."

Benni, der immer als erster für so 'ne Scheiße zu haben war, nahm das Mundstück und zog so lange, bis seine Augen rot anliefen und er anfing zu husten wie ein asthmatischer Rauhaardackel. „Pfff, Alter! Das Zeug schmeckt irgendwie... komisch."

„Ja, schmeckt wie Ralles Socken," blaffte Mandy und nahm auch einen tiefen Zug. „Aber egal, Hauptsache es ballert."

Und es ballerte. Aber nicht so, wie sie gedacht hatten.

Zuerst fingen sie an zu lachen. Dieses irrsinnige, laute Lachen, das sich anhört, als würden sie gleich ersticken. Doch nach ein paar Minuten wurde die Stimmung komisch. Timo starrte plötzlich wie ein hypnotisiertes Meerschwein auf die Bong. „Ey, habt ihr das auch gesehen? Da… da war 'n Gesicht drin. So 'n Fratzengesicht."

„Halt die Fresse, Mann, du bist doch nur paranoid," motzte Ralle und griff selbst nach der Bong. „Ihr seid alle solche Lappen. Ich zeig euch mal, wie man richtig zieht." Er zog einmal, zweimal, dann noch ein drittes Mal, bis er beinahe die ganze Bong leergezogen hatte. Seine Augen quollen rot auf, und für einen Moment war es, als würde er in die Leere starren.

Und dann begann das Schreien.

Ralle sprang plötzlich auf, ließ die Bong fallen, die klirrend auf den Boden zerschellte. „F***, f***, es brennt, Mann! ES BRENNT!" Er riss sich das T-Shirt vom Leib, und Mandy kreischte, als sie sah, dass seine Haut anfing, Blasen zu werfen, als würde sie von innen heraus kochen. „Hol mir 'n Arzt, du blöde Kuh!" schrie er Mandy an, aber die saß einfach nur da und starrte mit offenem Mund auf die sich blutrot verfärbenden Blasen, die Ralles Körper bedeckten.

„Was zur Hölle...?" stammelte Benni, der plötzlich merkte, dass seine Arme nicht mehr reagierten. „Ich... ich kann mich nicht bewegen..."

Timo fing an zu lachen, ein hysterisches, irres Lachen, während Ralle vor Schmerz am Boden wälzte. „Ey, guckt mal! Ralle brutzelt! Haha, der frittierte Kiffer!"

„Halt die Fresse, Timo!" brüllte Mandy, die immer noch versteinert dasaß. „Wir müssen hier raus... hier stimmt was nicht, Mann!"

Doch sie kamen nicht raus. Denn in dem Moment, als Mandy aufstand, schoss ihr etwas durch den Kopf – wie eine Nadel, die aus dem Nichts kam. Ihr Kopf explodierte in einem Schwall aus Blut und grauem Brei, der an die vergilbten Tapeten spritzte. Timo und Benni starrten ungläubig auf die kopflose Leiche, die noch immer wackelnd auf dem Sofa saß, bevor sie langsam umkippte.

„W-was war das?" stotterte Benni, während er versuchte, von der Stelle zu kriechen. Doch auch er spürte plötzlich einen brennenden Schmerz, als ob tausend Nadeln gleichzeitig in seinen Rücken gestochen wurden. „Es... es tut so weh!"

Timo war inzwischen nur noch ein sabbernder Haufen, der vor Panik in die Ecke kroch. „Hilfe… Hilfe! Bitte! Ich will nicht sterben!" Doch die Bong hatte andere Pläne. Aus dem Rauch, der langsam aus dem zerbrochenen Glas aufstieg, formten sich schwarze, zähe Tentakel, die sich nach Timo ausstreckten. Sie packten ihn, zogen ihn mit einem unmenschlichen Ruck nach vorn, und ehe er schreien konnte, wickelten sie sich um seinen Hals und schnürten ihm die Luft ab.

Es war vorbei, bevor er überhaupt verstanden hatte, was geschah. Timo zappelte ein paar Sekunden, dann war er still.

Am nächsten Morgen fand die Nachbarin, Frau Krüger, das Wohnzimmer. Sie hatte die Polizei gerufen, weil der Lärm sie in der Nacht wachgehalten hatte. „Ich wusste, dass die Idioten eines Tages draufgehen," sagte sie, als sie den Anblick sah – vier Leichen, jede auf ihre eigene Art zugerichtet, in einem Raum, der aussah, als hätte dort ein Metzger mit einem Vorschlaghammer gewütet. „Das kommt davon, wenn man sich mit Dreckzeug die Birne zukifft. Verdammte Idioten."

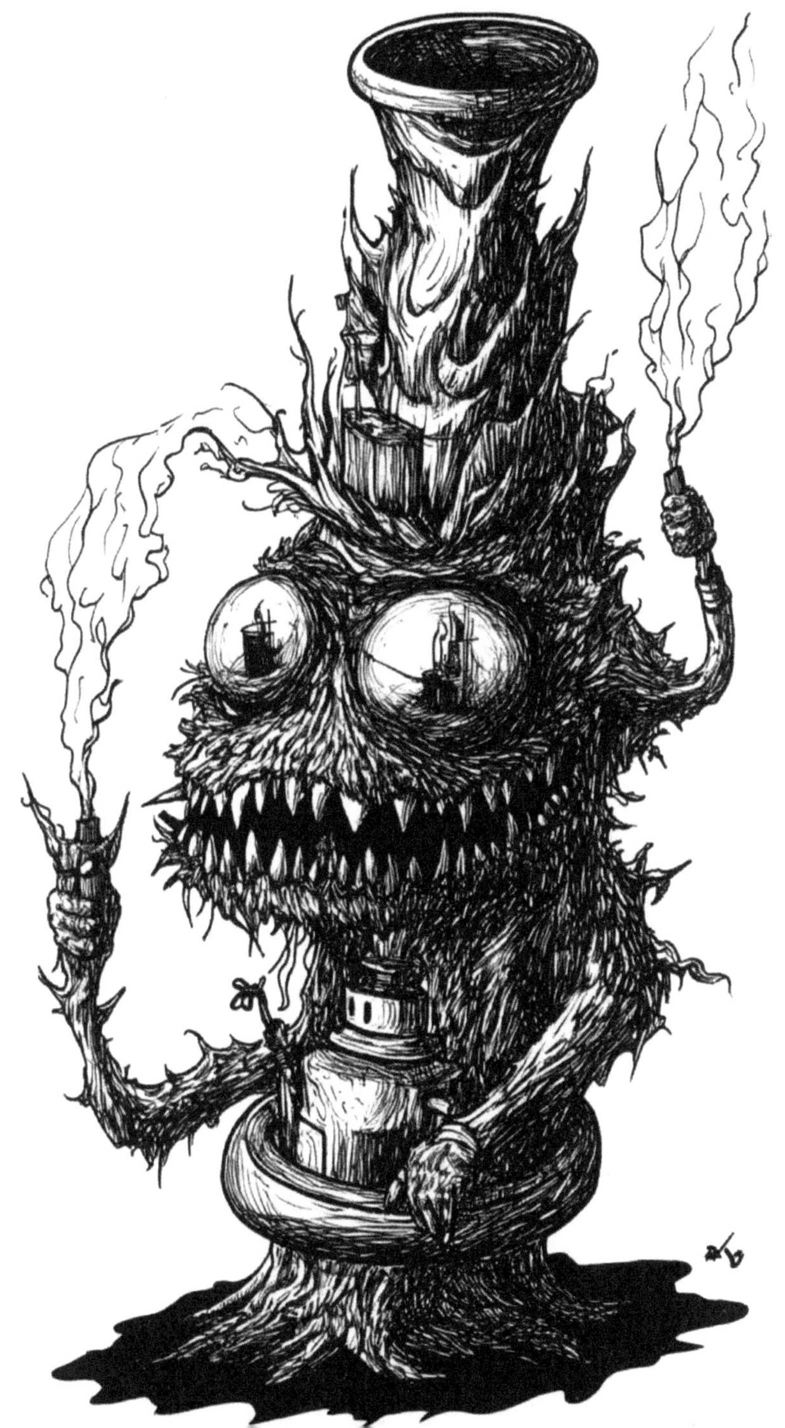

Die ultimative Kiffer-Lebensberatung

Finde heraus, welcher Typ Kiffer du bist!
Kreuze an, was am besten zu dir passt:

- [ ] **Der „Wo bin ich hier?"-Kiffer:** Du vergisst regelmäßig, warum du überhaupt aufgestanden bist, und findest dich oft in fremden Wohnungen oder Bushaltestellen wieder.

- [ ] **Der „Alles schmeckt geil"-Kiffer:** Du hast keine Ahnung, was du gerade isst, aber du weißt, dass es das beste Essen aller Zeiten ist, selbst wenn es ein Stück Pappe ist.

- [ ] **Der „Ich mach das morgen"-Kiffer:** Deine Lieblingsworte sind „Morgen mach ich das sicher", obwohl du weißt, dass es niemals passieren wird.

- [ ] **Der „Ich bin ein Genie"-Kiffer:** Du hast die genialsten Ideen, solange du stoned bist. Leider sind sie immer nach 5 Minuten vergessen, und deine Notizen klingen wie die geheimen Pläne von Aliens.

Kapitel 1: Der erbärmliche Fred

Fred war das Paradebeispiel für einen Versager. Jeden Morgen begann er seinen Tag mit einem ordentlichen Zug aus der Bong, bevor er sich auf seiner verdreckten Couch niederließ und seine Existenz in einer Wolke aus Dummheit und Faulheit vernebelte. Er wusste, dass es keinen besseren Weg gab, den Tag zu beginnen, als mit einem ordentlichen Joint. Ein echter Abfall der Gesellschaft.

„Mann, das Leben ist so viel besser, wenn man high ist. Warum sollten wir uns mit Stress abgeben?" Fred lehnte sich zurück und grinste breit, während der Rauch langsam aus seinem Mund quoll.

„Genau, Fred! Arbeit ist was für die Schafe. Wir haben den wahren Weg zur Erleuchtung gefunden," stimmte Paul ein, der ebenso bekifft und grinsend neben ihm saß.

Fred und Paul, die wandelnden Definitionen von Nutzlosigkeit, klopften sich gegenseitig auf die Schulter, als ob sie eine bedeutende Entdeckung gemacht hätten. In Wirklichkeit waren sie nur zu faul, um etwas Sinnvolles mit ihrem Leben anzufangen.

Lisa, die mit einem dümmlichen Lächeln in die Runde blickte, fügte hinzu: „Wusstet ihr, dass Marihuana völlig natürlich ist? Es wächst doch auf der Erde. Kann also nicht schlecht sein, oder?"

Fred brach in schallendes Gelächter aus. „Genau, Lisa! Die Natur irrt sich nicht. Außerdem macht es uns kreativ. Sieh mich an, ich bin ein Künstler!"

Freds „Kunst" bestand aus Kritzeleien und zusammenhanglosen Gedichten, die er in seiner Stoner-Logik für Meisterwerke hielt. In Wahrheit waren sie ebenso wertlos wie er selbst.

„Fred, du bist ein Genie. Kein Wunder, dass du keinen normalen Job willst. Die Gesellschaft versteht uns einfach nicht," meinte Paul bewundernd.

„Ja, die Gesellschaft will uns nur kontrollieren. Wir sind frei, Mann. Freiheit durch Kiffen!" Fred hob seine Hand triumphierend in die Luft, als hätte er gerade eine revolutionäre Erkenntnis gewonnen.

Freds Vorstellung von Freiheit war ein Leben ohne Verantwortung, ohne Ziele und ohne jegliche Perspektive. Ein wahres Abbild des Scheiterns.

„Ich hab gelesen, dass Kiffen sogar gesund ist. Es heilt alles, von Krebs bis zur Erkältung!" Lisa nickte eifrig, als hätte sie gerade das Allheilmittel der Menschheit entdeckt.

„Genau, und es macht uns zu besseren Menschen. Wir sind friedlich, wir sind eins mit der Natur," fügte Fred hinzu, während er einen weiteren Zug nahm.

In ihrer verblendeten Welt waren Fred und seine Freunde die Helden. In Wirklichkeit waren sie nicht mehr als das Gespött der Stadt – zu nichts nütze, zu nichts zu gebrauchen.

Fred und seine Clique lachten, während sie sich gegenseitig auf die Schultern klopften, völlig blind für ihre eigene Verkommenheit. Sie bildeten sich ein, die Welt zu retten, während draußen das Leben ohne sie weiterging.

So begann jeder Tag im Leben des erbärmlichen Fred. Mit jedem Joint entfernte er sich weiter von der Realität und vergrub sich tiefer in seiner selbstgewählten Gosse. Fred war nicht nur ein Versager – er war das Sinnbild des Verfalls.

Finde deinen Kiffer-Namen

Kombiniere deine Lieblingssorte Gras mit dem Namen deines ersten Haustieres. Voilà!

Mein neuer Name ist:

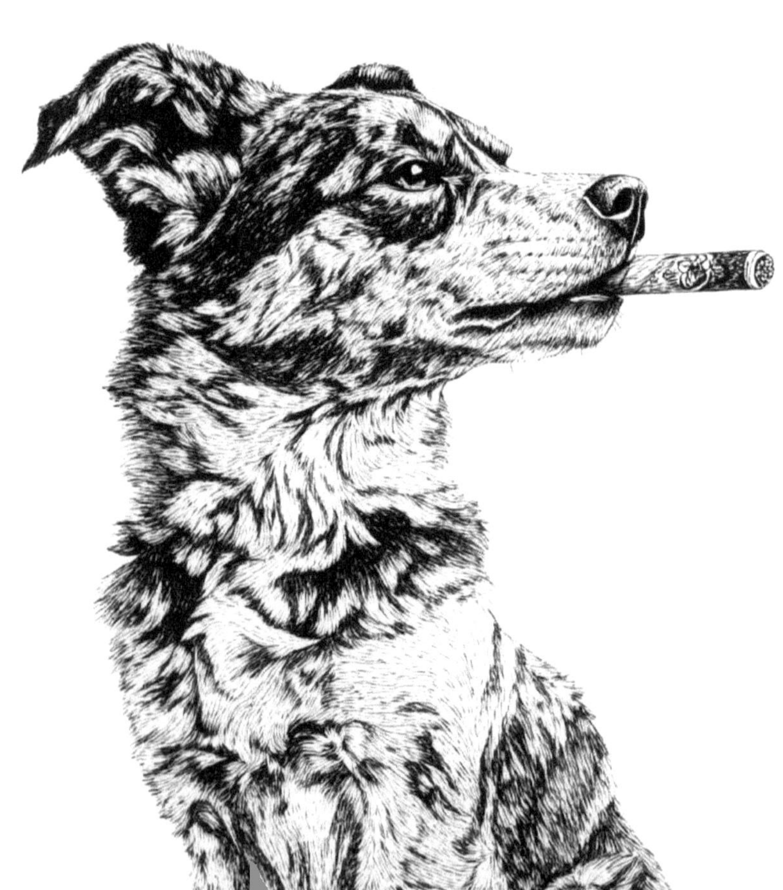

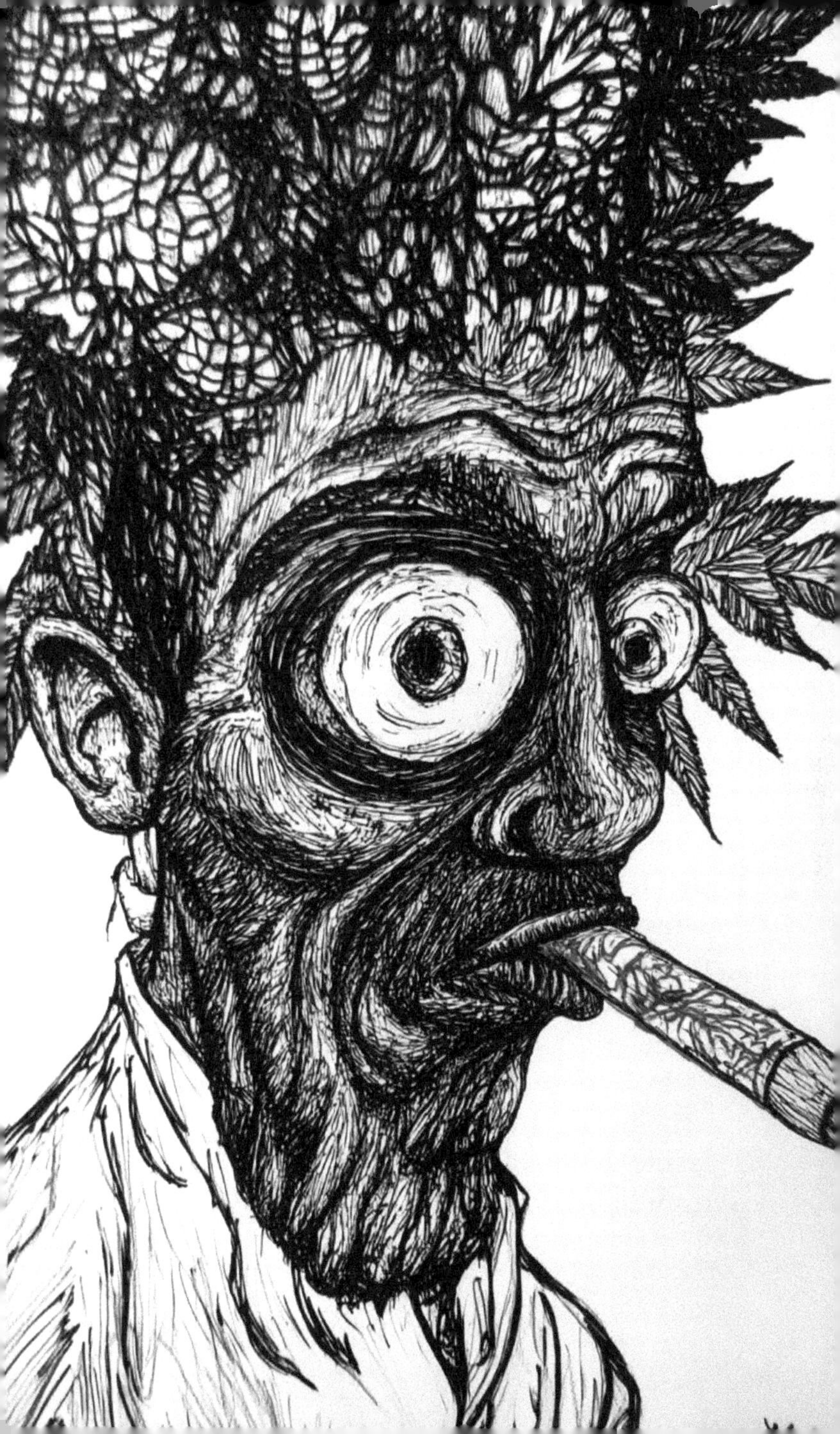

Kapitel 2: Dreifach erbärmlich

In Freds verwahrloster Bude, einem Schauplatz des Grauens, wo selbst die Kakerlaken einen Umzug in Betracht zögen, lungerten die selbsternannten Philosophen des Niedergangs. Fred, Paul und Lisa, jeder von ihnen ein trauriges Sinnbild der Verneinung jeder gesellschaftlichen Verantwortung.

„Arbeit ist der größte Scheiß, den sich die Menschheit je ausgedacht hat", brüllte Paul, während er krampfhaft versuchte, einen Joint zu rollen, was in etwa so elegant aussah wie ein Elefant am Webstuhl. „Warum sich abrackern? Am Ende kriegst du doch nur Arthritis und Depressionen."

Fred zog tief an seinem Joint und blies den Rauch aus, als wolle er einen Geist beschwören. „Genau, man. Die ganzen Spinner da draußen im Hamsterrad denken, sie wären was Besseres, weil sie ihre Steuern zahlen und auf ihre Kinder aufpassen."

Lisa, deren Denkvermögen offensichtlich unter ständiger Nebelbildung litt, lachte hohl. „Die glauben, Kiffen macht dumm. Schaue sie dir an! Mit ihren SUVs und Starbucks-Kaffee – sie sind die Zombies, nicht wir!"

„Wir haben das System durchschaut", proklamierte Fred mit der Überzeugung eines Mannes, der glaubt, die Erde sei eine Scheibe. „Die ganze Arbeit, das ganze Geld – das ist nur eine Falle. Eine große, miese Falle!"

Diese lächerlichen Auslassungen waren ihre Art, gegen eine Welt anzukämpfen, die sie längst abgeschrieben hatte. Sie drehten ein Video, das weniger als revolutionäre Botschaft, mehr als das Delirium von Haschisch-Hirnen wirkte. „Schaut her, ihr armen Tropfen, so lebt man wirklich!" Freds Stimme klang dabei, als würde er gleichzeitig predigen und erbrechen wollen.

„Hier ist der echte Shit", krähte Paul, als er seinen zusammengeflickten Joint hochhielt. „Jobs sind für Idioten, die nicht kapieren, dass sie nur Rädchen im kapitalistischen Folterwerk sind."

Lisa schmiss einen weiteren Pizzakarton durchs Zimmer, Zeugnis ihrer kulinarischen Abenteuer. „Und Geld, das ist das Schlimmste! Geld ist nur bedrucktes

Papier, das die Reichen erfunden haben, um uns klein zu halten!"

Ihre Phrasen strotzten vor Gossenpoesie und der tiefsitzenden Überzeugung, sie seien Erleuchtete in einer Welt der Blinden. Ihre Worte waren durchtränkt mit dem bitteren Geschmack der Ironie, dass gerade sie, die größten Versager der Gesellschaft, sich als deren Kritiker aufspielten.

„Die wahren Verlierer sind die, die morgens aufstehen, zur Arbeit gehen und denken, sie machen was aus ihrem Leben", fuhr Fred fort, während er die Kamera schwenkte, die Bilder so wackelig wie seine Überzeugungen.

„Wir? Wir haben das Spiel durchschaut. Wir sind frei von den Ketten der Gesellschaft", lallte Lisa, wobei ihre Worte so hohl klangen wie die Bierdosen unter dem Sofa.

Als sie die Aufnahme beendeten, glaubten sie tatsächlich, sie hätten etwas Weltbewegendes geschaffen. Doch alles, was sie wirklich erschütterten, war die Stabilität ihrer eigenen vier Wände und vielleicht die Geduld ihrer Nachbarn.

„Wir sind die Könige", erklärte Fred und ließ sich triumphierend in die schäbige Couch fallen.

„Könige des Drecklochs", hätte jeder mit einem Funken Verstand hinzugefügt. Aber in ihrer kleinen, verqualmten Blase waren sie Helden, Rebellen gegen die Norm – blind für die Ironie, dass sie nichts weiter als Karikaturen ihrer selbst waren.

Fortgeschrittene Kiffer-Übungen

Übung: Atmen

- Atme ein.

- Atme aus.

- Wow, krass, oder? Mach das noch dreimal und schreib auf, was du dabei empfunden hast.

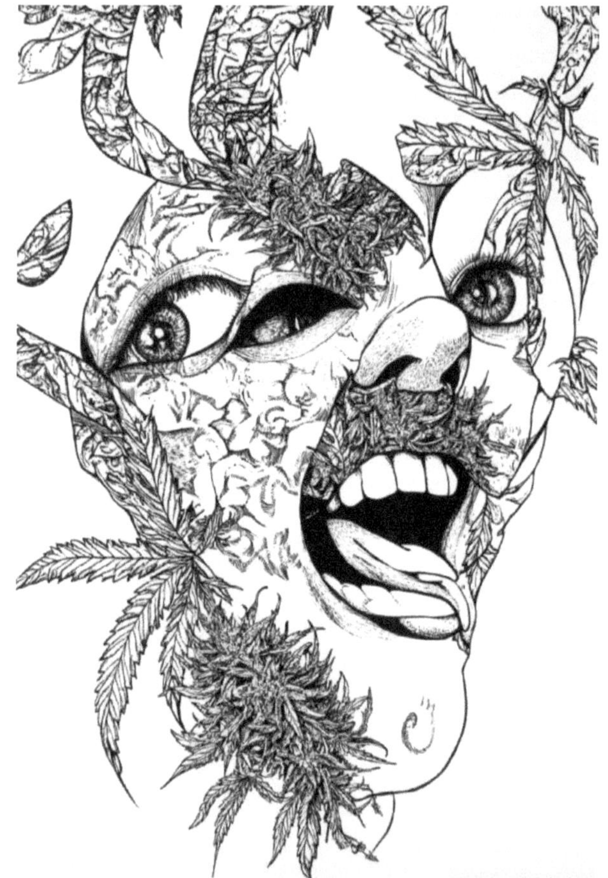

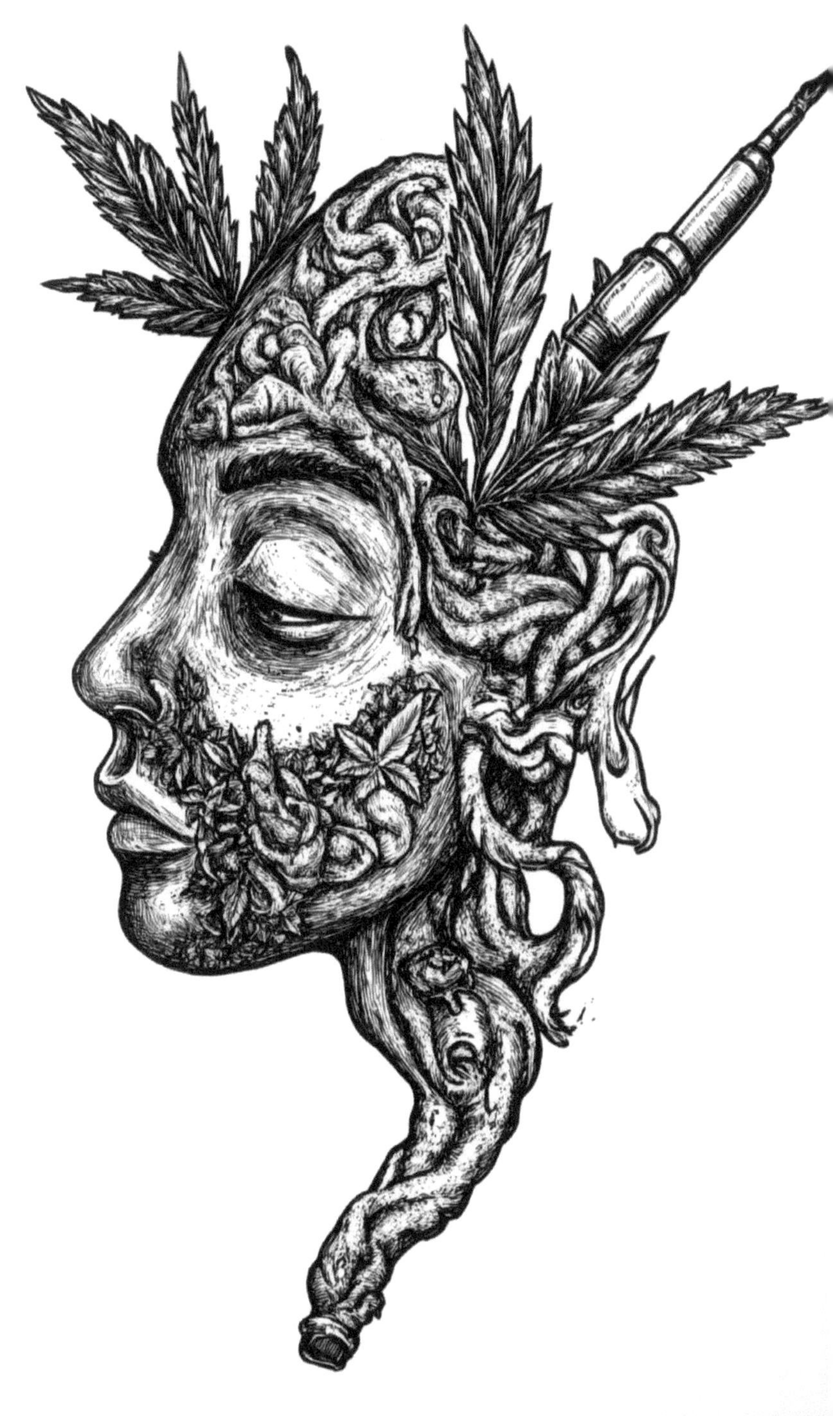

Kapitel 3: Die ersten Katastrophen

Fred saß im Büro seines Chefs, der mit hochrotem Kopf und gefletschten Zähnen eine Tirade über Pünktlichkeit und Verantwortung hielt. Fred, dessen Gedanken immer noch in den sanften Nebelschwaden der vergangenen Nacht schwebten, konnte nicht verstehen, warum sein Chef so außer sich war.

„Fred, das war jetzt das dritte Mal diese Woche, dass du zu spät kommst! Und heute zwei ganze Stunden!", schrie der Chef, dessen Ader auf der Stirn bedrohlich pulsierte.

„Ach Mann, chillen Sie mal Ihr Leben", erwiderte Fred mit einem gelangweilten Gähnen. „Ihr seid alle Sklaven des kapitalistischen Systems. Dieses Meeting ist doch nur eine weitere sinnlose Manifestation der bourgeoisen Zeitverschwendung. Warum sich dem Unterdrückungsapparat beugen?"

„Das ist mir völlig egal, Fred. Du bist gefeuert", entgegnete der Chef, die Worte kalt und endgültig.

Fred stand da, unfähig, die Tragweite seiner Entlassung zu begreifen, überzeugt davon, dass er im Recht war. „Typisch, das System kann die Wahrheit nicht vertragen. Ich bin nur ein weiteres Opfer der kapitalistischen Maschinerie." Ein unverbesserlicher Idiot, der nicht sah, dass nicht das System, sondern seine eigene Ignoranz sein größter Feind war.

Während Fred seine Kündigung in den sozialen Medien als Akt des Widerstands gegen das kapitalistische Establishment feierte, begannen die Rechnungen sich zu stapeln und die Wohnung verlor zusehends an Wohnlichkeit. Doch in Freds Augen war das nur ein weiterer Beweis für die Verderbtheit des Systems. „Warum sollte ich für Strom bezahlen? Energie sollte frei sein, ein Menschenrecht, wie Liebe und Weed", argumentierte er, als das Licht zum wiederholten Mal ausfiel.

Paul und Lisa, die regelmäßigen Besucher seiner zunehmend düsteren Höhle der Selbsttäuschung, nickten zustimmend, unfähig oder unwillig, die wahren Probleme zu erkennen, die Freds Haltung mit sich brachte.

„Wir sollten uns von all diesen kapitalistischen Ketten befreien", verkündete Fred während einer ihrer marathonschen Kiff-

Sessions. „Weg mit der Arbeit, weg mit dem Geld. Alles, was wir brauchen, ist Weed und die universelle Liebe, die von wahren kommunistischen Prinzipien geleitet wird.“

„Genau, Mann. Das System ist korrupt“, pflichtete Paul bei, der in seinen seltenen Momenten der Klarheit als Fels der Weisheit in einem Meer des Wahnsinns galt. „Wir sind die wahren Widerstandskämpfer, die Avantgarde des neuen Zeitalters.“

Lisa, die stets bemüht war, das intellektuelle Niveau zu heben, kritzelte auf einem zerfledderten Stück Papier: „Weed ist das Volk! Es wird uns befreien von den Ketten der Industriegesellschaft und der falschen Moral.“

Während sie sich weiter in ihre halluzinogenen Weltanschauungen vertieften, planten sie ihre nächste große Aktion, die niemals realisiert werden würde. In ihrer kleinen, stickigen Welt waren sie nicht nur Helden, sondern Märtyrer eines Kampfes, der nur in ihren Köpfen existierte – und sie waren zu blind, um die Ironie ihrer Existenz zu erkennen.

Fred, der sich selbst als den neuen Che Guevara sah, war in Wahrheit nicht mehr

als ein Clown in der Tragikomödie seines
Lebens. Ein Mann, der glaubte, gegen das
System zu kämpfen, während er in Wirklichkeit nur gegen die Windmühlen seiner
eigenen Dummheit anrannte.

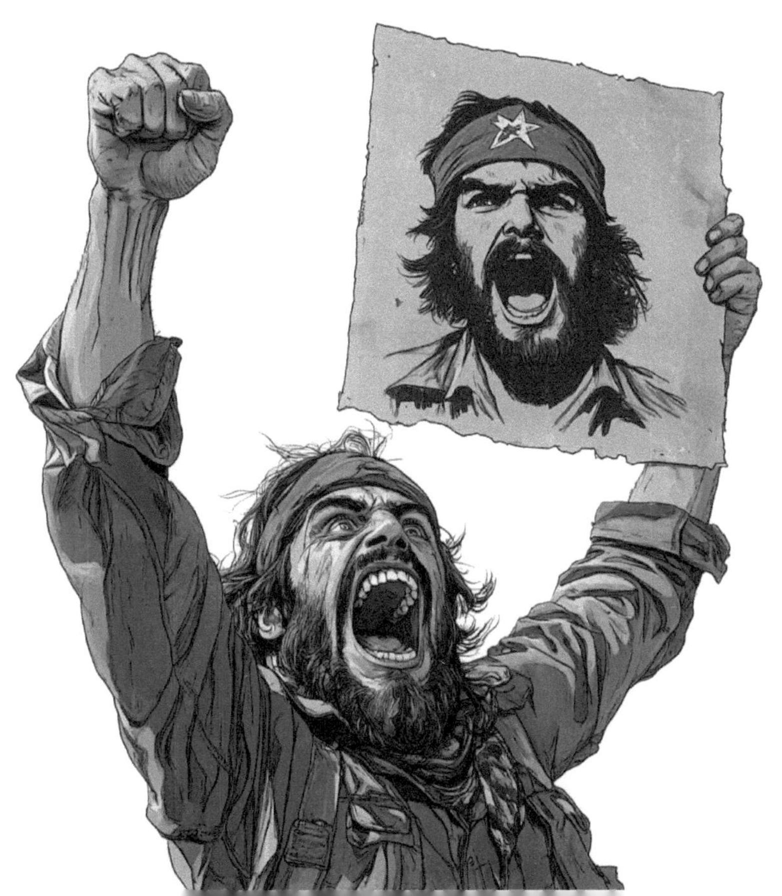

Zeichne dein neues Kiffer-Ich.

(Vergiss nicht die roten Augen.)

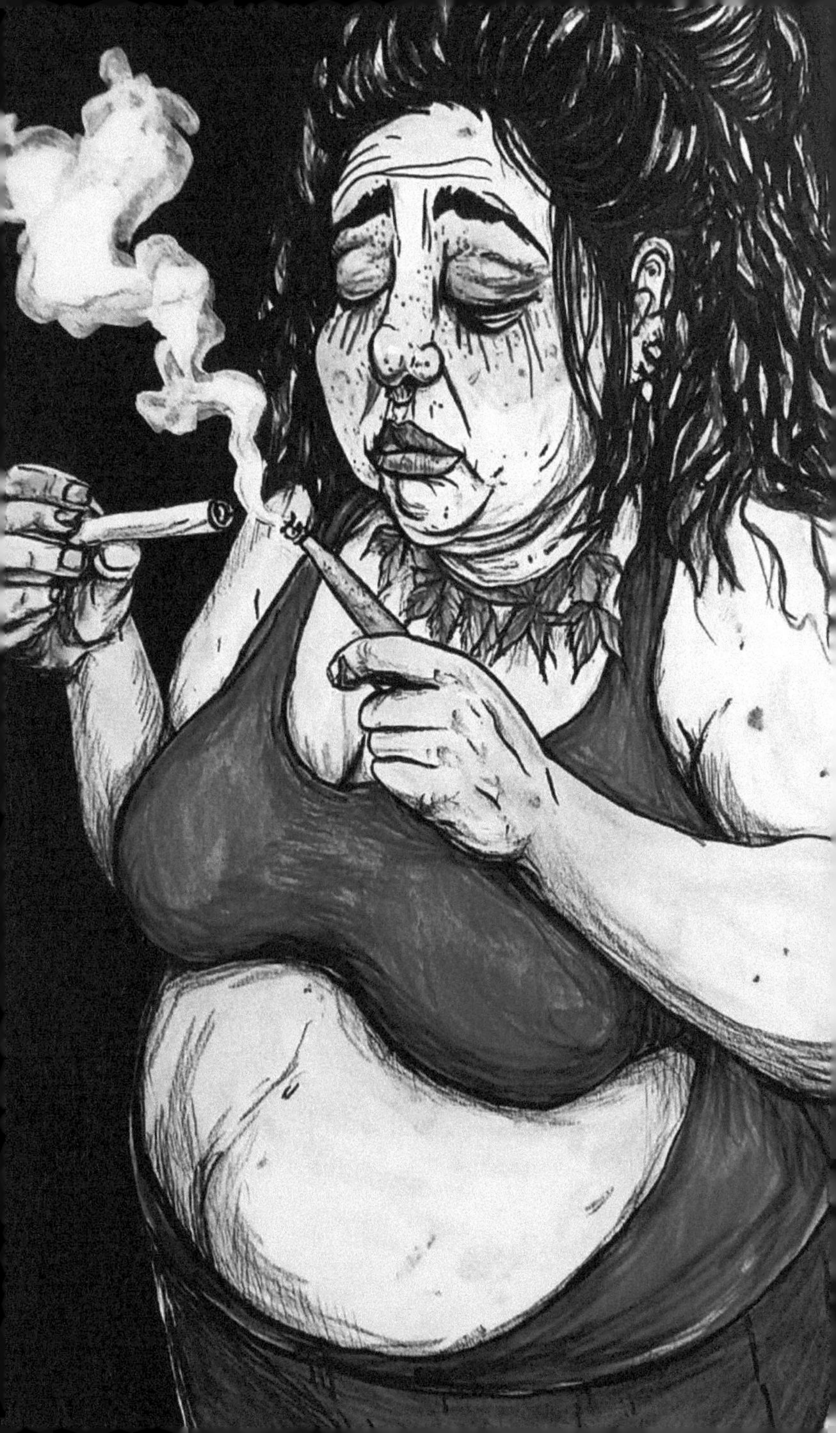

Kapitel 4: Gescheiterte Ambitionen

Fred saß auf seiner abgewetzten Couch, eine Hand strategisch platziert, bereit für den großen Durchbruch in der digitalen Welt des "OnlyFans". Die Idee war ihm im Dunst einer besonders starken Sorte gekommen: „Wenn ich schon gefeuert bin, kann ich auch mein Geld mit dem verdienen, was mir Spaß macht." Das schien ihm genial – einfach, passiv, profitabel.

„Leute, das ist der Plan", hatte Fred seinen Freunden, Paul und Lisa, verkündet, während sie sich in seinem zunehmend chaotischen Wohnzimmer drängten. „Ich starte einen OnlyFans-Account. Stellt euch vor, Leute zahlen dafür, mich zu sehen. Das ist echte Freiheit, Mann. Kein Boss, kein Büro, nur ich, mein Körper und die Fans."

Paul, der sich zum auserkorenen Fotografen ernannte, kramte eine alte Digitalkamera hervor, die er irgendwo auf einem Flohmarkt erstanden hatte. „Das wird revolutionär, Fred. Kunst und Kapitalismus, Mann, wir nutzen das System gegen sich selbst!"

Lisa, immer bereit, die Dinge zu einem höheren intellektuellen Niveau zu heben, nickte zustimmend, während sie die Vorhänge zuzog, um die richtige Stimmung zu schaffen. „Es ist wie ein Statement gegen die Unterdrückung durch Arbeit. Du zeigst dich, und sie zahlen dafür. Es ist subversiv."

Fred, inspiriert durch ihre Worte und das Versprechen leicht verdienten Geldes, positionierte sich auf der Couch, ein provokantes Lächeln spielte um seine Lippen, während er versuchte, 'sexy' auszusehen. Doch die Stimmung war alles andere als professionell. Zwischen jedem „ernsten" Foto machte Paul Witze, Lisa kicherte, und der Joint kreiste zuverlässig.

„Okay, okay, jetzt sei mal sexy, Fred! Denk dran, das ist für die Fans!", rief Paul, während er versuchte, durch den Rauch zu fokussieren.

Fred, in einem Anflug von Exhibitionismus, hatte gerade genug Zeit, eine pose einzunehmen, bevor die Wirklichkeit – oder eher die Wirkung des Weeds – wieder einsetzte. Seine Hand vergaß ihren Zweck, und statt dessen fand er sich mit einem Joint zwischen den Fingern wieder, die

Kameraarbeit vergessen. Lisa, die längst das Interesse an ihrer Aufgabe als kreative Direktorin verloren hatte, zündete sich einen weiteren Joint an. „Weißt du, was noch besser ist als OnlyFans? Einfach chillen. Warum tun wir uns den Stress überhaupt an?"

Fred, halb nackt, mit dem Joint in der einen und seinem Smartphone in der anderen Hand, nickte langsam. Die anfängliche Euphorie über seine vermeintlich geniale Geschäftsidee verflog schnell im Dunst des Rauchs. „Vielleicht hast du recht, Lisa. Wer braucht schon Geld, wenn man Weed hat?"

Die Kamera lag vergessen auf dem Boden, während die drei sich in philosophischen Debatten über die Illusion von Arbeit und Geld verloren. OnlyFans wurde schnell zu einem weiteren „was-wäre-wenn" in ihrem Leben, ein weiteres Projekt, das sie angefangen, aber nie vollendet hatten. In diesem kleinen, verrauchten Wohnzimmer waren Fred, Paul und Lisa Könige und Königinnen ihrer selbst erschaffenen Illusion, unfähig zu erkennen, dass ihre Versuche, das System zu überlisten, sie nur tiefer in ihre eigene Bedeutungslosigkeit führten.

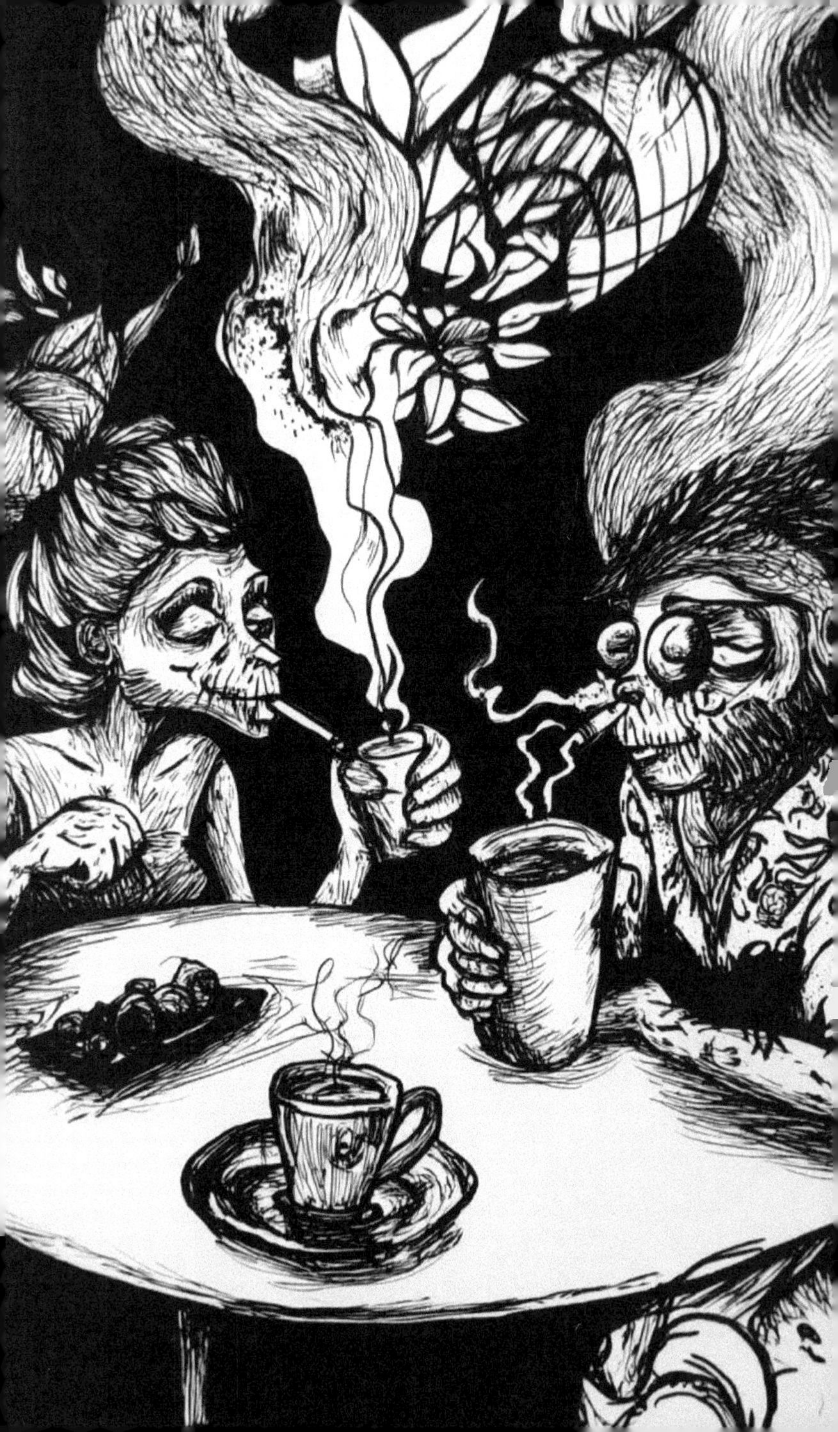

Der tiefgründige Blick ins Leere

- Starre mindestens zwei Minuten lang auf diese Seite. Keine Sorge, niemand wird's merken.

- Zeichne ein Bild davon, was du gesehen hast.

Kapitel 5: An der Bushaltestelle

Es war ein trüber Nachmittag, und Fred wartete an einer Bushaltestelle, umgeben von Menschen, die mit ihren eigenen Gedanken beschäftigt waren. Sein Blick war getrübt, seine Gedanken verschwommen vom letzten Joint, den er sich gerade gönnte, als ein gut gekleideter Herr neben ihm das Wort ergriff.

„Könnten Sie das woanders machen? Es ist wirklich unangenehm, den Rauch einzuatmen, und hier sind auch Kinder", sagte der Mann höflich, aber bestimmt.

Fred, der sich sofort angegriffen fühlte, schnaubte verächtlich. „Ach, kommen Sie mir nicht so. Wissen Sie überhaupt, dass Marihuana viel harmloser ist als Alkohol? Es hat nie jemanden umgebracht."

Der Mann, offensichtlich vorbereitet auf eine solche Antwort, erwiderte ruhig: „Das mag sein, aber das Entschuldigt nicht die Langzeiteffekte auf das Gehirn und die Abhängigkeit, die es verursachen kann. Außerdem, nur weil es ‚weniger schädlich' als Alkohol sein könnte, macht es das nicht harmlos."

Fred fühlte sich herausgefordert und legte nach: „Aber es ist eine natürliche Pflanze. Es wächst aus der Erde – es kann nicht schlecht sein."

„Giftsumach wächst auch aus der Erde und ist natürlich, trotzdem würden Sie es nicht konsumieren, oder? ‚Natürlich' bedeutet nicht automatisch ‚gut für Sie'", entgegnete der Mann sachlich.

Fred, der jetzt spürte, wie der Boden unter seinen Füßen wackelte, versuchte einen anderen Ansatz: „Es sollte legalisiert werden, weil es medizinisch so viele Vorteile hat. Es hilft Menschen mit chronischen Schmerzen und Krebs."

„Das stimmt, es gibt medizinische Anwendungen", gab der Mann zu. „Aber das bedeutet nicht, dass der Freizeitkonsum ohne Risiko ist. Medizinische Anwendung sollte kontrolliert und unter Aufsicht eines Arztes stattfinden, nicht an einer Bushaltestelle."

Fred, jetzt sichtlich frustriert, rief aus: „Aber die Legalisierung würde Kriminalität bekämpfen und den Schwarzmarkt zerstören!"

„Möglicherweise", erwiderte der Mann, „aber es würde auch den Zugang für

Minderjährige erleichtern und könnte die Zahl der Verkehrsunfälle erhöhen, da die Leute unter dem Einfluss fahren. Es ist eine komplexe Angelegenheit, die nicht einfach mit ‚Legalize it' gelöst werden kann."

Fred, der nun nach Strohhalmen griff, murmelte: „Sie sind nur ein weiterer Schaf im System. Marihuana öffnet den Geist und lässt uns die Welt anders sehen."

„Einen offenen Geist zu haben ist wichtig", sagte der Mann ruhig, „aber nicht auf Kosten des kritischen Denkens und der Anerkennung von wissenschaftlichen Fakten. Sich wohlzufühlen oder ‚die Welt anders zu sehen', ist kein Freibrief für gesundheitliche oder gesellschaftliche Schäden."

Als der Bus schließlich eintraf, stieg Fred ein, ohne ein weiteres Wort, sein Kopf schwirrend von der Konfrontation. Die Worte des Mannes hallten nach, hinterfragten seine Überzeugungen, die bisher so fest in seinem Verstand verankert waren. Fred setzte sich hin, starrte aus dem Fenster und fragte sich, ob seine Flucht in den Nebel vielleicht doch nicht die Antwort auf all seine Probleme war.

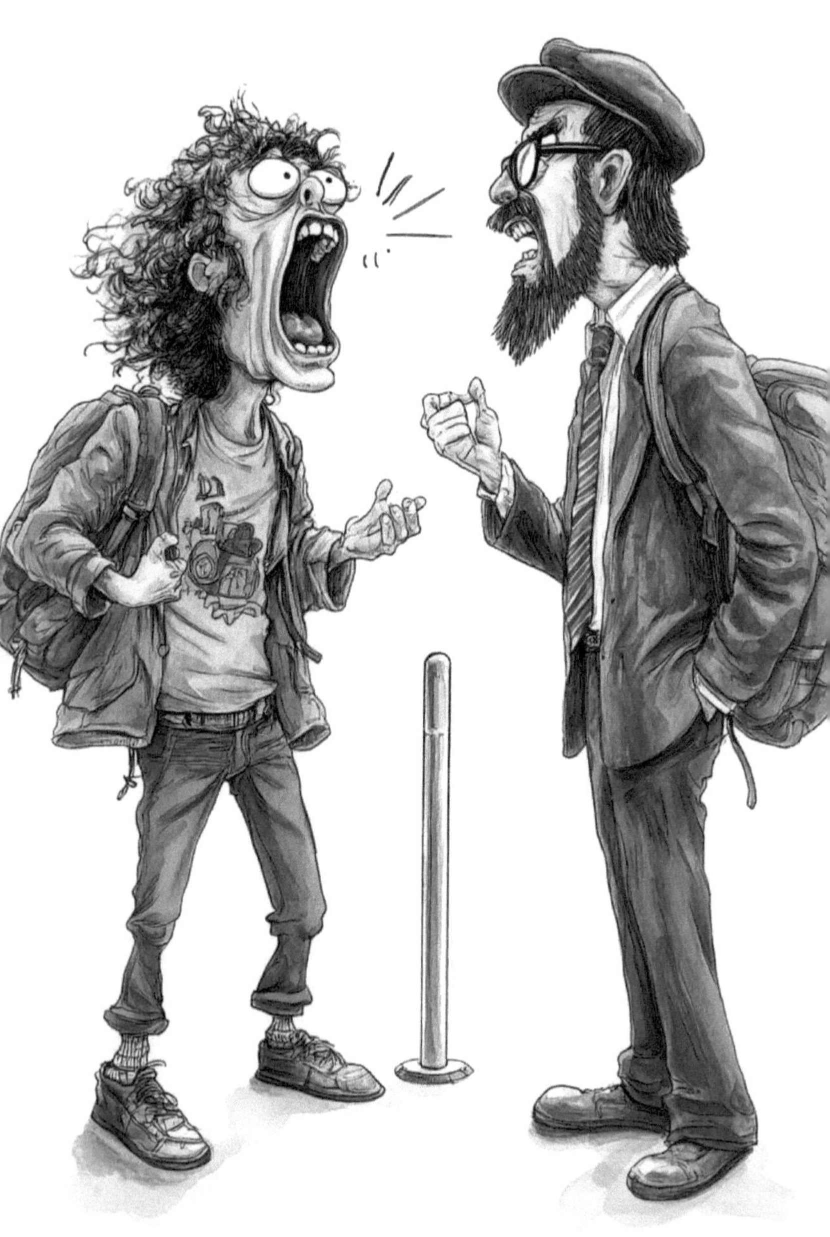

Wie erkennst du, dass du es über-
trieben hast?

A. Ich habe mein ganzes Zimmer in Rauch
aufgelöst.
B. Die Kiffer-Fee taucht auf und nennt mich
einen „Vollidioten".
C. Ich habe versucht, Gras als Zahncreme zu
verwenden.

Kapitel 6: Gesundheitlicher Verfall

Fred's gescheiterte Ambitionen als OnlyFans-Star waren so schnell verflogen wie der Rauch seiner unzähligen Joints. Jetzt, da seine körperliche Verfassung rapide nachließ, war sein ungesundes Leben nicht mehr zu ignorieren – nicht, dass er es je wirklich versucht hätte.

„Mann, ich fühle mich irgendwie immer so kaputt", stöhnte Fred eines Abends, während er lethargisch einen weiteren Joint anzündete. „Kann das Wetter sein, oder?"

Paul, der neben ihm auf der dreckigen Couch saß und offensichtlich auch unter gesundheitlichen Nebenwirkungen litt, aber genauso gleichgültig war, nickte zustimmend. „Klar, das Wetter. Oder vielleicht ist es dieser Schimmel an der Wand. Aber, hey, Schimmel ist natürlich, also wahrscheinlich nicht so schlimm, oder?"

Dann fügte er mit einem schiefen Grinsen hinzu: „Oder vielleicht ist es der Kadaver von Bello, der da hinten gammelt. Du hättest ihn öfter füttern müssen, Mann."

Lisa, die seltener vorbeischaute und jedes Mal mehr von der Atmosphäre in

Freds Wohnung abgeschreckt wurde, hustete, als sie eintrat. „Ihr zwei seid echt das Letzte. Es stinkt hier wie in einem Tierfriedhof. Und Fred, du siehst aus, als wärst du einem Zombie gewichen."

„Schlaf ist für die Schwachen", murmelte Fred, dessen Augen blutunterlaufen und trübe vor Müdigkeit waren. Ein chronischer Husten schüttelte ihn nun täglich, doch er ignorierte ihn so beharrlich wie alle anderen Warnsignale seines Körpers.

„Ich brauche nur etwas Gras, um mich aufzupäppeln", insistierte Fred und versuchte tief einzuatmen, was nur in einem krächzenden Hustenanfall endete.

Die Nächte wurden zu einem Alptraum. Fred wachte häufig auf, keuchend und schwitzend, sein Körper rebellierte gegen Jahre des Missbrauchs. Aber anstatt nach wirklicher Hilfe zu suchen, griff er reflexartig nach dem Joint – seinem Heilmittel für jedes Übel.

„Weed heilt, Mann. Die ganzen Ärzte und Pharmazeuten wollen nur, dass wir ihre teuren Pillen schlucken", erklärte er eines Abends, als Paul vorsichtig vorschlug, vielleicht einen Arzt aufzusuchen.

Paul, der selbst nicht gerade ein Musterbeispiel für Gesundheit war, zuckte resigniert mit den Schultern. „Vielleicht, Fred. Aber probier's doch mal aus, einen Tag ohne das Zeug. Vielleicht geht's dir dann besser."

Fred lachte nur rau und hustete. „Ein Tag ohne Weed? Dann spüre ich erst recht, wie krank diese Gesellschaft ist, nicht ich."

Die Ironie seiner Worte entging ihm völlig. Jeder Zug, jeder tief inhalierte Rauch verdichtete nur die Nebel seiner Selbsttäuschung. Fred war überzeugt davon, dass er das System überlistet hatte, während in Wahrheit sein eigener Körper längst kapituliert hatte.

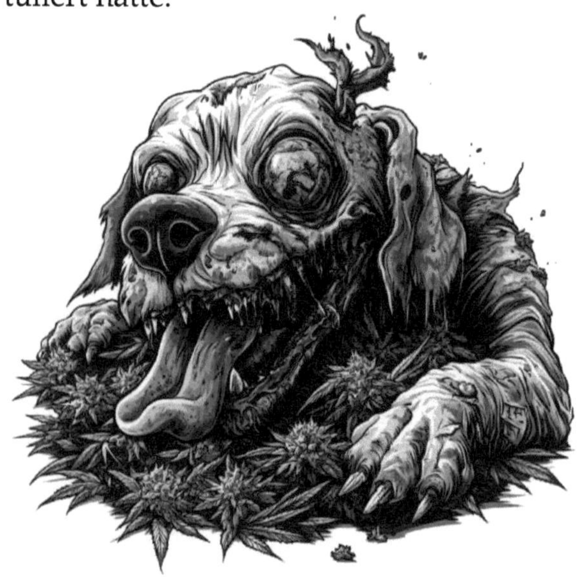

Schreibe eine Kurzgeschichte über einen Kiffer, der einen Drachen zähmt. (Er hat vergessen, wie der Drache heißt, und nennt ihn deshalb „Wjatscheslaw".)

____

____

____

____

____

____

____

____

____

____

Was wäre, wenn der Drache
Wjatscheslaw auch stoned ist?
Skizziere das Gesicht eines
bekifften Drachen.

Kapitel 7: Verlust der Freunde

Fred's Absturz ins soziale und körperliche Elend war nicht mehr aufzuhalten. Seine Wohnung, einst ein unordentliches, aber lebhaftes Sammelsurium aus Farben und Gerüchen, war nun ein trister Hort der Verwahrlosung. Selbst für Paul und Lisa, die bisher jegliche Unannehmlichkeit weggeraucht hatten, wurde die Atmosphäre unerträglich.

„Fred, alter, das hier ist zu krass für mich", sagte Paul eines Tages, nachdem er fast über eine Ansammlung von leeren Pizzakartons und Weinflaschen gestolpert war. „Selbst für meine Standards ist das einfach nur widerlich."

Fred, der auf seiner durchgesessenen Couch thronte wie ein König in einem Reich aus Müll, schnaubte verächtlich. „Ihr seid doch alle nur Konformisten, Sklaven des Saubermann-Images. Echte Freiheit sieht eben nicht nach frisch gewischtem Boden aus."

Lisa, deren Geduld ebenfalls am Ende war, stimmte Paul zu, etwas, das selten genug geschah. „Fred, du machst nicht nur dein Leben kaputt, sondern ziehst uns alle mit runter. Ich meine, wann hast du zuletzt geduscht? Es riecht hier schlimmer als in einer Kommune aus den 70ern."

Fred, der stolz darauf war, sich von den „Zwängen der Hygiene" befreit zu haben, lachte nur. „Hygiene ist eine Erfindung der kapitalistischen Gesellschaft, um uns zu kontrollieren. Meine natürlichen Düfte sind ein Zeichen meiner Freiheit gegen das unterdrückende System."

Paul rümpfte die Nase. „Deine ‚natürlichen Düfte' sind ein Zeichen dafür, dass du dich selbst aufgegeben hast, Mann. Es ist nicht revolutionär, es ist einfach nur ekelhaft."

Die Spannungen, die schon lange in der Luft gelegen hatten, entluden sich schließlich in einem heftigen Streit, bei dem alte Rechnungen präsentiert wurden – sowohl metaphorisch als auch buchstäblich, denn Fred schuldete ihnen beiden Geld.

„Weißt du was, Fred? Wir sind raus", sagte Paul entschieden, packte seine Sachen und zog Lisa mit sich. „Viel Spaß beim Niedergang, Genosse."

Fred, der zurückblieb, umgeben von den Trümmern seines Lebens, schüttelte nur den Kopf. „Verräter", murmelte er.

„Ihr werdet schon sehen, wenn ich als Märtyrer dieser verdorbenen Gesellschaft endlich anerkannt werde. Ihr werdet alle sehen.“

Doch die Anerkennung, nach der Fred dürstete, blieb aus. Stattdessen füllte sich seine Wohnung weiter mit Rauch und leeren Versprechungen, während die Welt außerhalb weiterging. Fred blieb zurück, ein einsamer Fanatiker in einem Tempel des Niedergangs, überzeugt davon, dass sein Weg der einzig wahre war.

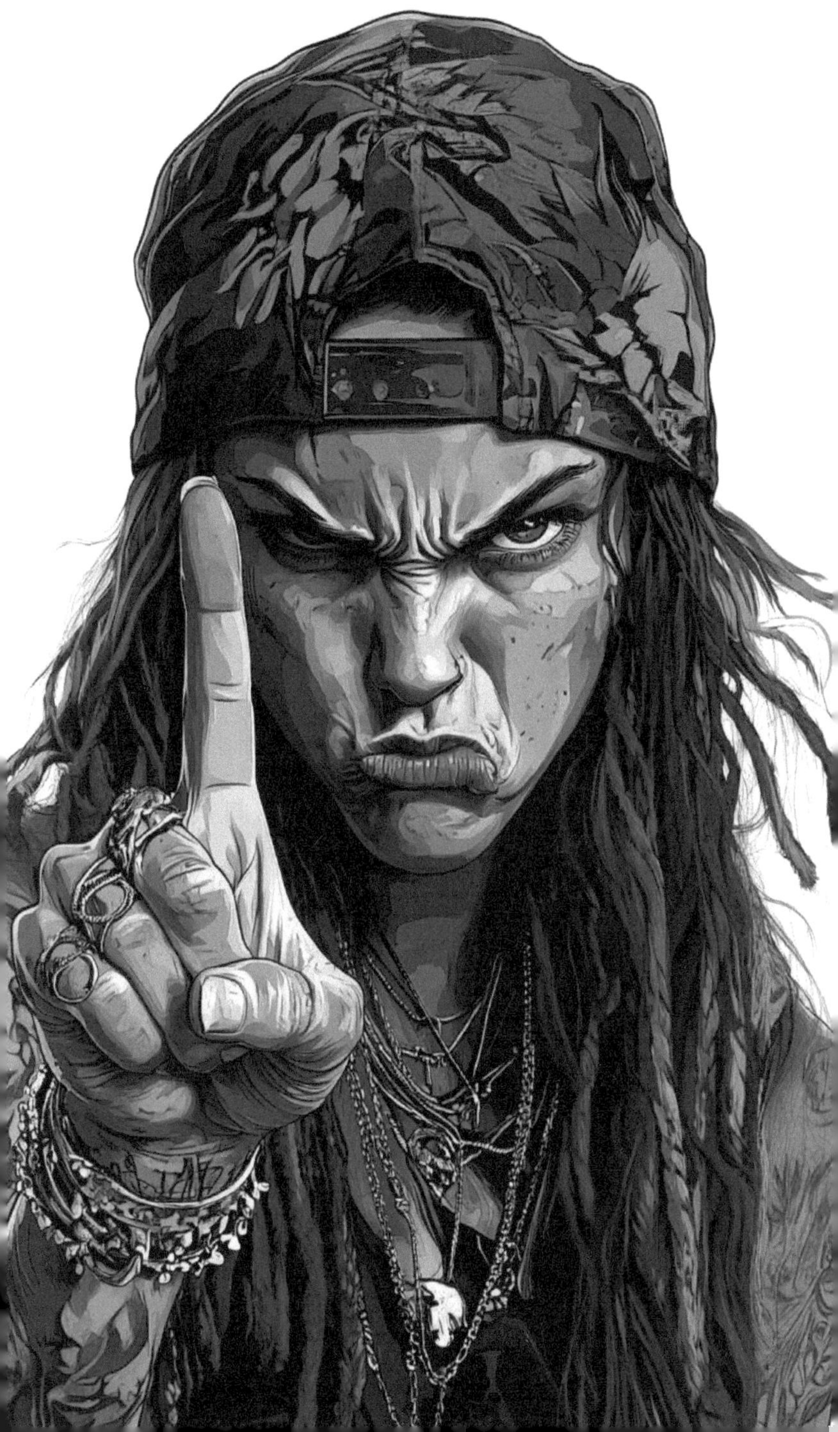

Meditationsstunde

Mach die Augen zu und stell dir vor, du bist eine Wolke aus Grasrauch. Welche Form nimmst du an?

Kapitel 7: Der absolute Tiefpunkt

Fred, allein in der verdunkelten Ecke seiner verwahrlosten Wohnung, hatte den absoluten Tiefpunkt seines Lebens erreicht. Die Wände, einst bedeckt mit bunten Postern und Reggae-Fahnen, waren nun grau und mit Schimmel überzogen. Die Fenster waren so verschmutzt, dass kaum noch Tageslicht eindringen konnte. In diesem selbstgewählten Kerker war Fred der einzige verbleibende Gefangene.

„Ich bin der letzte wahre Widerstandskämpfer", murmelte Fred zu sich selbst, während er einen weiteren Joint drehte, seine Finger zitterten vor Kälte und Entzug. „Die Gesellschaft hat mich verstoßen, weil ich die Wahrheit sage. Weil ich mich weigere, ein Sklave zu sein."

Doch die Wahrheit, die Fred so vehement vertrat, war nichts weiter als eine Mischung aus Verschwörungstheorien und paranoia-induzierten Wahnvorstellungen. Seine Tage verbrachte er damit, Online-Foren zu durchforsten, auf der Suche nach Gleichgesinnten, die seine extreme Ablehnung alles Konventionellen teilten. Aber selbst in diesen Kreisen wurde er zunehmend isoliert, seine Beiträge zu radikal, zu wirr, selbst für andere Aussteiger.

Eines Tages, als Fred versuchte, seine Heizung zu reparieren – ein weiteres „System", das ihn im Stich gelassen hatte –, erlitt er einen kleinen Unfall. Eine Explosion, klein, aber heftig genug, um ihn auf den kalten Boden zu schleudern. Die Wucht des Aufpralls ließ ihn benommen und hilflos zurück.

„Das System... es will mich töten", keuchte er, während er versuchte, sich aufzurappeln. Seine Hände fanden keinen Halt; alles um ihn herum war rutschig von altem Fett und verschüttetem Bier.

Fred kroch zur Couch, seinem einzigen Verbündeten in diesem Kampf gegen die Welt. Er erreichte nach einem weiteren Joint, seinem Schild gegen die Brutalität der Realität. Doch als er zog, hustete er nur, unfähig, den Rauch zu inhalieren, seine Lungen brannten vor Schmerz.

„Vielleicht... vielleicht haben sie doch recht", flüsterte Fred, die Erkenntnis schmerzhaft und schwer wie ein Stein in seiner Brust. „Vielleicht ist das alles... nur mein Fehler."

Doch anstatt Hilfe zu suchen oder seine Freunde anzurufen, die er so rücksichtslos verstoßen hatte, zog Fred sich weiter zurück. Er aß kaum noch, sein Körper wurde dünner, seine Augen hohler. Fred saß auf seiner Couch, umgeben von Müll und Erinnerungen an bessere Zeiten, ein König auf einem Thron aus Abfall.

„Ich bin der König der Unterwelt", lachte er hysterisch, während Ratten über seine nackten Füße huschten. „Der Herrscher über alles, was verloren ging."

In diesem Moment, am absoluten Tiefpunkt, war Fred nicht mehr als das, was er stets zu bekämpfen vorgab: ein Produkt und Opfer eines Systems, das er nie verstanden hatte. Sein Leben, einst voller Musik und Farben, war nun nichts weiter als eine graue, trostlose Skizze – ein trauriges Beispiel dafür, was passiert, wenn man sich der Realität so vollständig verweigert.

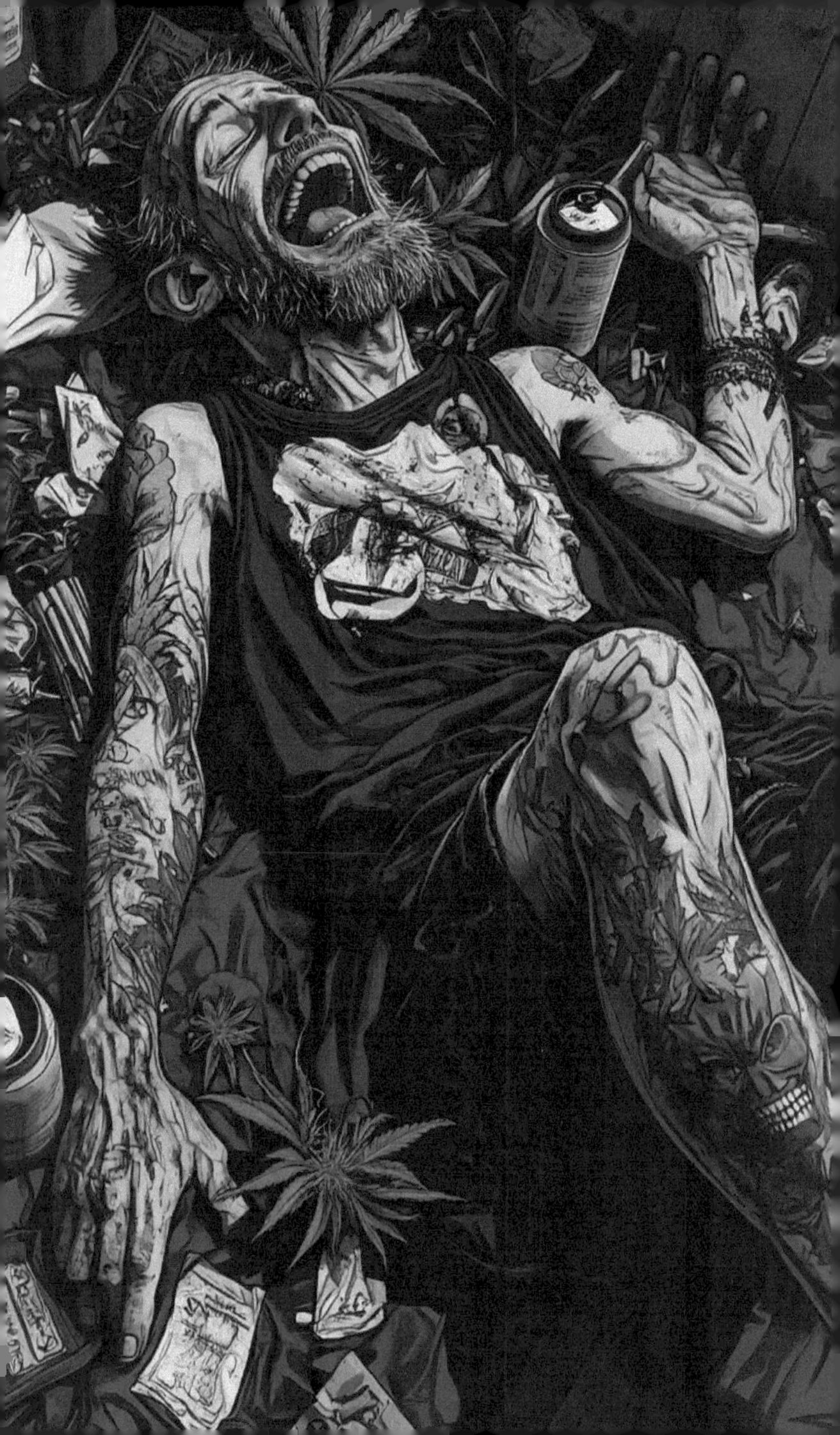

Kiffer-Pronomen:
Kreise deine Pronomen ein

Bitte wähle deine bevorzugten Kiffer-Pronomen aus und kreise sie ein.

- weed / weed / weeds / weeds / weedself
- joint / joint / joints / joints / jointself
- bong / bong / bongs / bongs / bongself
- spliff / spliff / spliffs / spliffs / spliffself
- stoned / stoned / stoneds / stoneds / stonedself
- blunt / blunt / blunts / blunts / bluntself
- haze / haze / hazes / hazes / hazeself
- toke / toke / tokes / tokes / tokeself
- puff / puff / puffs / puffs / puffself
- leaf / leaf / leafs / leafs / leafself
- trip / trip / trips / trips / tripself
- munch / munch / munches / munches / munchself

Beispiele zur Anwendung der Kiffer-Pronomen

weed / weed / weeds / weeds / weedself

- *„Weed hat gesagt, dass weeds heute nichts unternehmen will. Ich denke, weeds plant, einfach nur zu chillen und weedself zu entspannen."*

Kapitel 8: Der absolute Absturz

Fred, dessen Geist und Körper längst von der gnadenlosen Realität gebeutelt waren, fand, dass sein alltägliches Gras nicht mehr die ersehnte Flucht bot. Entschlossen, tiefer in die Welt der Betäubung einzutauchen, streifte er durch die dunklen Straßen zu einem bekannt zwielichtigen Ort, wo sein Dealer, ein Mann namens Snake, aus einem schäbig aussehenden Van heraus operierte.

„Ich brauche etwas Stärkeres, Bruder", begann Fred, seine Stimme zitternd vor Entzug und Verzweiflung. „Das Weed ist nur noch ein sanftes Lüftchen, ich brauche einen Sturm."

Snake, dessen Interesse ausschließlich monetärer Natur war, musterte Fred misstrauisch. „Koks, was? Das wird teuer. Hast du das Geld dafür?"

Natürlich hatte Fred kein Geld. Er hatte seit Monaten kein echtes Einkommen mehr und was er hatte, ging für sein tägliches Marihuana drauf. In seiner Verzweiflung griff Fred tief in die Kiste seiner Überzeugungen und begann einen langen, verzweifelten Monolog:

„Geld, mein Freund, ist nur ein Konstrukt der Bourgeoisie, ein Werkzeug zur Unterdrückung des Proletariats. Warum sollten wir uns dem Diktat des Kapitals beugen, wenn wir gemeinsam gegen die Ketten ankämpfen könnten, die uns die kapitalistischen Schweine angelegt haben? Marx lehrte uns, dass das Kapital die Wurzel allen Übels ist. Es trennt uns von unserer wahren Menschlichkeit und unserem kollektiven Geist. Wir sind Brüder im Kampf, Genosse, und wir sollten uns nicht von trivialen Dingen wie Geld auseinanderdividieren lassen. Denk an die größere Sache – die Revolution, die das Joch der kapitalistischen Unterdrückung endgültig sprengen wird. Sollen wir uns etwa von ein paar lächerlichen Papierstücken zurückhalten lassen?"

Snake rollte mit den Augen. Solche Tiraden hatte er schon oft genug gehört, meist von denen, die zahlten wollten, ohne zu zahlen. „Philosophie füllt keine Bäuche und keine Geldbörsen, Kumpel. Bring das Geld oder hau ab."

In einem letzten, verzweifelten Versuch, den Deal zu retten, zog Fred sein Smartphone heraus und öffnete seine OnlyFans-

App, auf der ein halbnacktes Foto von ihm prangte – ein Überbleibsel seines gescheiterten Versuchs, im Internet Geld zu verdienen. „Wie wär's damit? Ein Tausch, ganz im Sinne des Kommunismus. Güter gegen Güter, Dienstleistungen gegen Dienstleistungen. Kein Geld, nur direkter Austausch von Wert – ganz wie es Marx vorgesehen hatte."

Snake, der nun endgültig die Nase voll hatte, reagierte nicht mit Worten, sondern mit einer schnellen, harten Rechten. Fred fand sich augenblicklich blutend und dreckverschmiert auf dem kalten Asphalt wieder.

„Verdammt, du kapitalistisches Schwein", keuchte Fred, während er versuchte, das Blut aus seinen Augen zu wischen. „Du verstehst es nicht! Wir könnten Partner sein, im Kampf gegen die wahren Unterdrücker!"

Doch Snake war längst in seinem Van verschwunden, zurückgelassen hatte er nur den Klang seiner Verachtung und das Echo von Freds verzweifelten Worten, die im kalten Nachtwind verhallten. Fred lag allein in der Gosse, ein gebrochener Mann, dessen Ideale ihn letztendlich ins

Verderben geführt hatten. Sein Körper war geschlagen, sein Geist gebrochen, und die dunkle Wahrheit seiner Existenz spiegelte sich in den Pfützen aus Blut und Regenwasser, die sich um ihn sammelten.

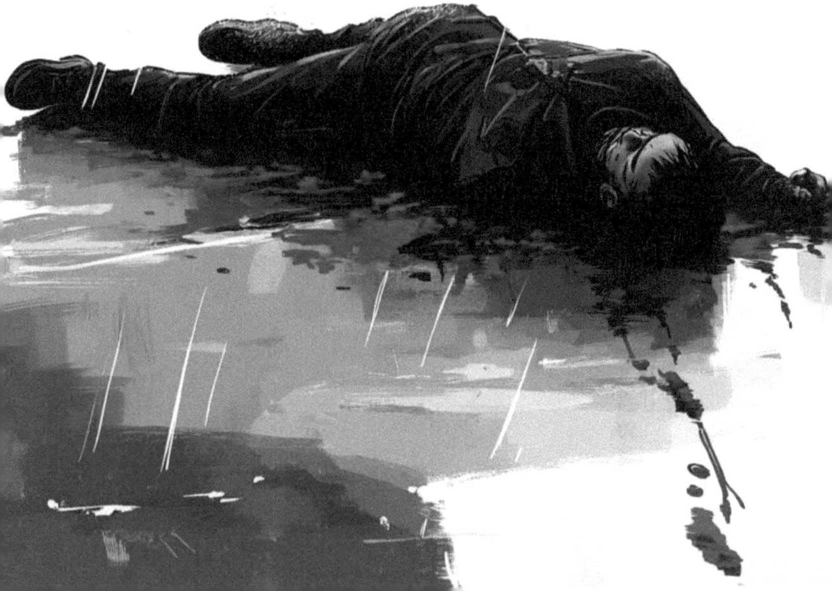

Finde das Weed!

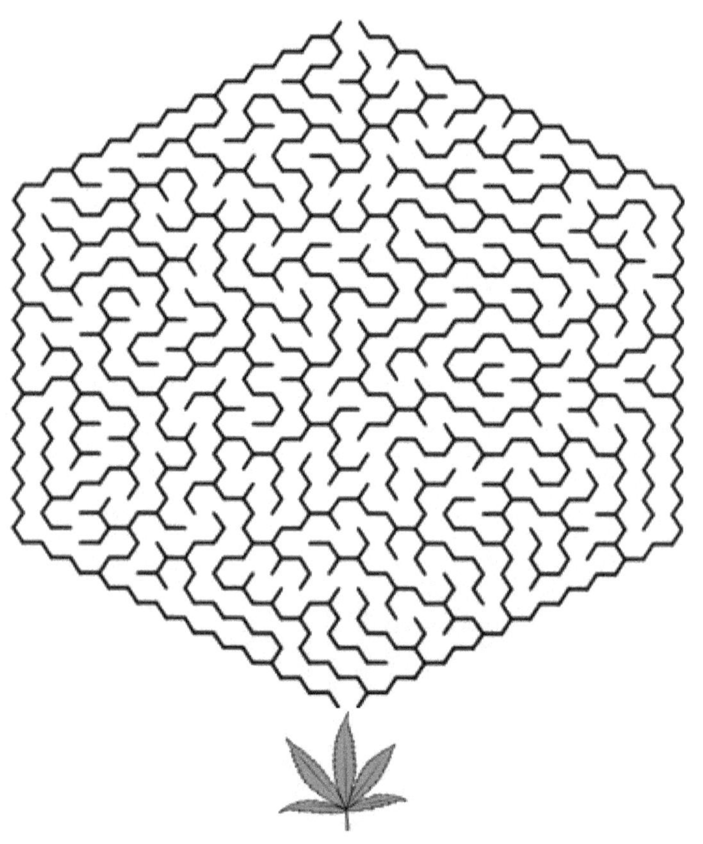

Kapitel 9: Ende eines Illusionisten

Fred lag in der schmutzigen Gasse, umgeben von Müll, der sein letztes Publikum zu sein schien. Sein Leben, einst voller hitziger Reden über „Unterdrückung" und „Proletariat", war gescheitert. Er hatte gehofft, die Welt durch bloße Worte zu verändern, doch stattdessen war er nur ein weiteres Opfer seiner eigenen Torheit geworden.

„Das System ist schuld", hatte Fred oft verkündet, während er seine Joints drehte und theatralisch gestikulierte. Aber in dieser letzten Nacht, als die Kälte des Asphalts in seine Knochen kroch, begann selbst er zu zweifeln. „Vielleicht lag der Fehler nicht in der Welt um mich herum, sondern in meinem eigenen Denken", murmelte er schwach.

Die Polizei fand Fred in den frühen Morgenstunden. Doch anstatt ihn als bloße Nummer in ihren Akten abzulegen, erkannten sie seinen dringenden Bedarf an Hilfe. Sie brachten ihn in eine Drogenklinik – eine Einrichtung, die von jenen finanziert wurde, die er so vehement verachtet hatte. Hier bot sich ihm die Chance auf Heilung, eine Möglichkeit, die er allein nie gefunden hätte.

In der Klinik, umgeben von Ärzten und Betreuern, die sein Bestes wollten, musste Fred sich den unbequemen Wahrheiten seines Lebens stellen. Die Joints, die er so oft als Freiheit gepriesen hatte, waren nichts weiter als Fesseln gewesen. Seine Ideale, die ihn einst beflügelt hatten, hatten ihn nur tiefer in die Isolation getrieben.

„Ich hätte ein Kämpfer sein können", gestand Fred sich ein. Doch statt zu kämpfen, hatte er sich betäubt; statt zu bauen, hatte er zerstört; statt zu führen, war er geflohen – in eine Nebelwelt aus THC, die ihn von allem Wichtigen abgeschnitten hatte.

Die Ironie seiner Lage entging ihm nicht. All die Jahre hatte er sich als Opfer eines ungerechten Systems gesehen, doch letztlich war er das Opfer seiner eigenen Entscheidungen. Kein System, keine Ideologie hatte ihn in die Gosse geführt – er selbst war es gewesen, durch seine Entscheidungen, durch seine Flucht in den Rausch.

Als Fred schließlich die Klinik verließ, war er ein gebrochener Mann. Die Welt, die er einst verändern wollte, war die gleiche geblieben, aber er war es nicht mehr. Er hatte verstanden, dass nicht die Gesellschaft, sondern er selbst sein größter Feind war.

Die Moral von Freds Geschichte ist bitter und einfach: Wer sich der Realität verweigert und in die Arme von Drogen flieht, trägt nichts zur Gesellschaft bei und endet letztlich isoliert und verloren. Echte Veränderung erfordert mehr als leere Worte und high sein – sie erfordert Handeln und Verantwortung.

Freds Geschichte soll eine Warnung sein: Nicht die Welt ist das Problem, sondern wie man sich entscheidet, in ihr zu leben. Drogen sind kein Ausweg, sondern eine Sackgasse – ein Weg, der oft in der Dunkelheit endet, fernab von jeder Hoffnung und jedem Licht.

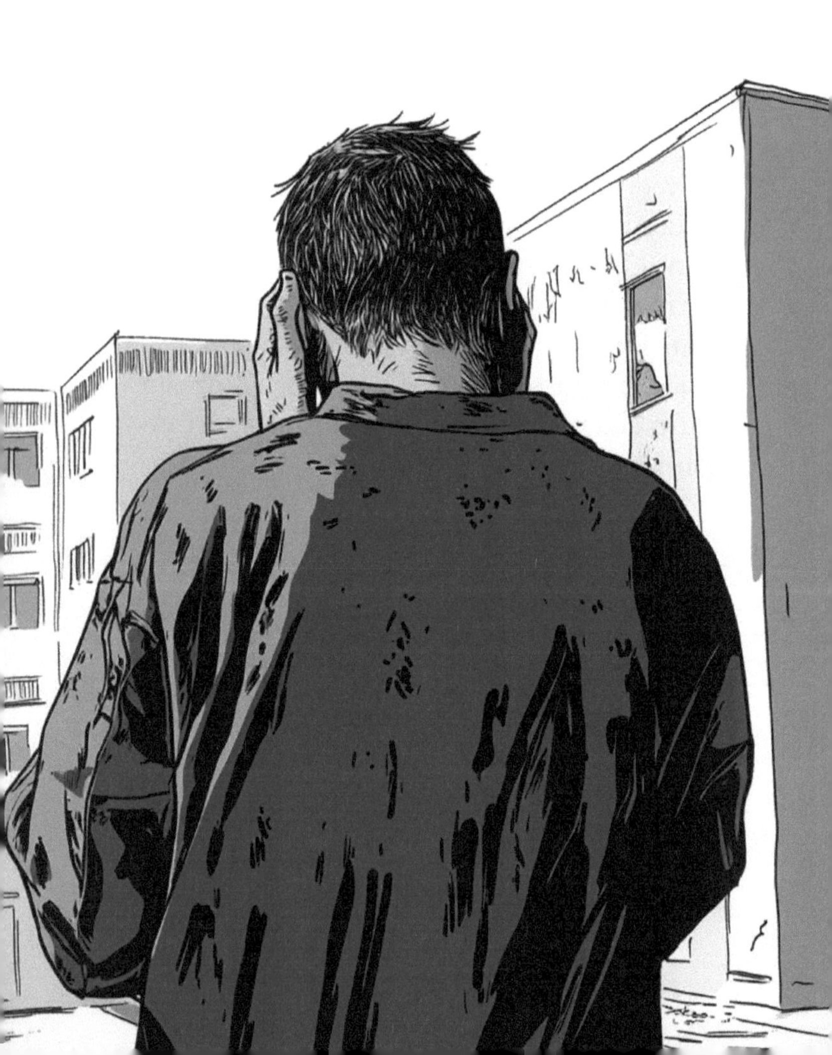

Deine Kiffer-Checkliste: Erledige das noch heute!

Für den motivierten Kiffer, der Dinge erledigen will (aber meistens vergisst).

- ☐ Aufstehen (wenn du wirklich musst)
- ☐ Nachsehen, ob noch was zu rauchen da ist
- ☐ Snack-Vorrat checken, weil du sicher wieder alles gefressen hast
- ☐ Wieder hinlegen, weil du dich beim Stehen überanstrengt hast
- ☐ Das Fenster aufmachen, weil deine Wohnung langsam nach Bong riecht

„Der Watschn-Klaus"

Es war einmal in Wien ein berüchtigter Typ, den jeder kannte, aber keiner wirklich leiden konnte: der Watschn-Klaus. Keiner wusste genau, woher er kam, aber er war eine echte Legende im Untergrund der Stadt. Klaus war ein schmächtiger Kerl mit scharfem Blick und einer noch schärferen Gosch'n, und er hatte ein einziges Ziel im Leben: jedem Kiffer in Wien eine ordentliche Watschn zu verpassen und dann das heruntergefallene Marihuana einzusammeln.

„I geb den Wapplern a Watschn, dass'd no Wochen davon träumen," murmelte Klaus, während er sich seine feuchten Lederhandschuhe überzog, als würde er sich für ein Festmahl bereitmachen. „Des Gras sammel i ein, und wenn's dir aus der Pappn fällt, dann gehörts mir, verstehst?"

Klaus war der Typ, der dich auf der Straße direkt erkannte, wenn du zugekifft warst. Er roch das Gras förmlich durch die Gassen von Wien, wie ein Bluthund, der sich auf seine Beute stürzte. Und dann, ohne Vorwarnung, war er da. Er kam hinter Ecken hervorgeschnellt, tauchte aus

Schatten auf, schlich sich an die ahnungslosen Kiffer ran, die gerade genüsslich an ihren Joints zogen, und dann – Batz! – schlug er zu.

„Ja, du schaust mir scho wia a richtiger Piefke aus, du gschissana Kiffer," sagte Klaus mit einem schiefen Grinsen zu einem Typen, der auf einer Parkbank saß und gemütlich rauchte. Der Kerl wollte gerade antworten, aber bevor er auch nur blinzeln konnte, spürte er, wie ihm Klaus eine dermaßen heftige Watschn verpasste, dass ihm der Joint aus der Hand flog und in hohem Bogen auf den Boden fiel. Der arme Kiffer taumelte zurück, und Klaus bückte sich blitzschnell, schnappte sich das Gras und war schon fast verschwunden, bevor der Typ kapiert hatte, was passiert war.

„He, Oida, wos is des? I hob nix g'sehn! Wo is mei Gras?" stammelte der verwirrte Kiffer, als Klaus schon längst in der nächsten Seitengasse verschwand, das Gras triumphierend in der Faust. „I hob ma's verdient," grinste Klaus vor sich hin. „Wennst so deppert bist, dass da die Goschn ned zua bleibt, dann gehört des ned dir."

Klaus wurde zu einer wahren Plage in der Stadt. Kiffer wussten nicht mehr, wo sie sich sicher fühlen konnten. Sie setzten sich auf ihre geliebten Bankerl im Prater, versteckten sich in dunklen Ecken und gingen sogar aufs Klo im Beisl, um in Ruhe einen durchzuziehen, aber nichts half. Klaus fand sie alle. Und jedes Mal dasselbe Spiel: Er schlich sich an, schnappte sich seine Watschn-Hand und schlug so zu, dass das Gras nur so durch die Luft wirbelte und direkt in seine gierigen Finger fiel.

„I bin der Watschn-Klaus, und i sammle des Gras, des auf'n Boden fallt. Und wenn's dir aus der Goschn fallt, dann sog i Dankeschön!" Er wurde beinahe zum Mythos. Junge Kiffer erzählten sich abends in den Beisln Geschichten über ihn. „Pass auf, dass da ned der Watschn-Klaus erwischt, oida. Der kommt plötzlich daher und gib da so a Watschn, dass da 14 Tag lang de Augäpfel wackeln!"

Manche versuchten, ihn zu überlisten. Sie steckten ihr Gras in Plastiktüten, versteckten es in Hosentaschen, oder wickelten es so fest in Papier ein, dass es aussah wie ein Bonbon, aber nichts half. Klaus war zu schnell und zu gut. Einmal erwischte er zwei Typen, die sich hinter einem Mistkübel versteckten. „Was dacht's ihr, dass i blind bin, oder was? Wos is des, a Geheimkonferenz? A Watschn gibt's trotzdem!" Bam! Die beiden taumelten zurück, und bevor sie's sich versahen, hatte Klaus schon wieder zugeschlagen und sich das Gras geschnappt.

„Des war mein allerletztes! I hob nix mehr, du Drecksau!", schrie der eine, aber Klaus winkte nur freundlich. „Dann bist jetzt sauber, gratuliere! Des gehört jetzt mir."

Doch wie's so oft is', irgendwann sollte auch Klaus seine gerechte Strafe kriegen. Eines Nachts, als er sich wieder an eine Gruppe fröhlicher Kiffer anschlich, die unter einem Brückerl am Donaukanal hockten und genüsslich rauchten, wurde er von hinten gepackt. „Oida, is des der Watschn-Klaus?" flüsterte einer. „Pack ma'n, dass er se nimma traut!"

Klaus wusste nicht, wie ihm geschah. Plötzlich zogen sie ihn in die Mitte der Gruppe und grinsten ihn an. „Jetzt sog, wia oft hast du uns heid no a Watschn geben wolln?" sagte einer und holte selbst zum Schlag aus. Klaus versuchte zu fliehen, doch es war zu spät. Sie gaben ihm a Watschn nach der andern, bis ihm der Kopf

so brummte, dass er nur noch Sterne sah.
Und wie die Sterne verglühten, verglühte
auch sein Ruhm als unbesiegbarer
Watschn-König.

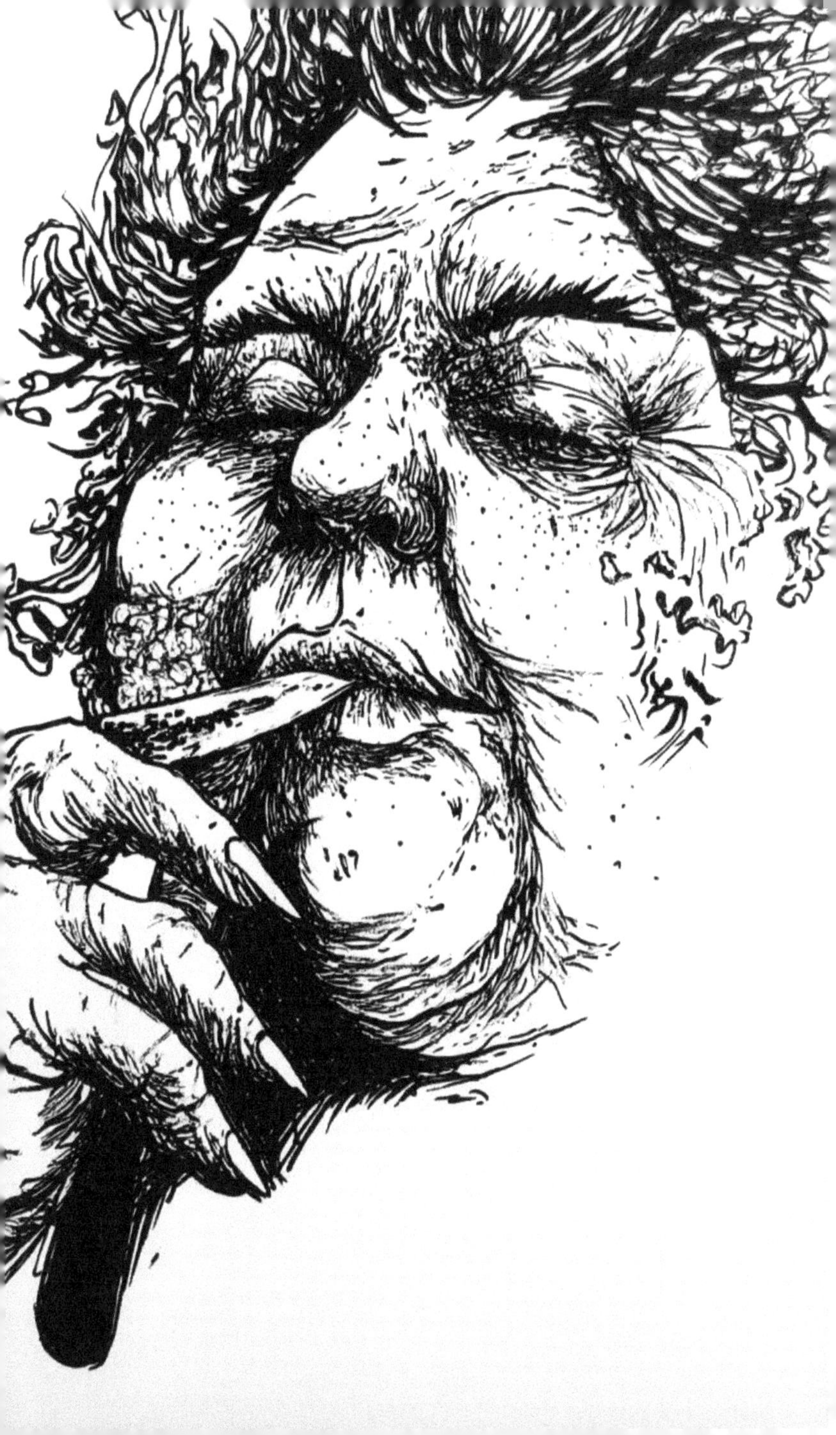

Weisheiten, die nur ein Stoner versteht

„Was hast du aus diesem Kapitel gelernt?"
(Kreuze an)

☐   „Keine Ahnung, hab vergessen, worum's ging."

☐   „Ich glaub, Gras ist wichtig."

☐   „Man sollte nie die Watschn-Klaus herausfordern."

☐   „Nächstes Mal hol ich Snacks, bevor ich den Joint anmach."

„Der Watschn-Klaus auf Urlaub: Linz-Edition"

Der Watschn-Klaus war in Wien längst eine Legende. Jeder Kiffer in der Stadt kannte ihn, und jeder hatte Respekt vor seinen blitzschnellen, saftigen Ohrfeigen. Aber nachdem er Wien ordentlich aufgemischt hatte, wurde es ihm langweilig. „So, jetz hob i die deppatn Gfraster in Wean a no a bissl erzogen," murmelte er vor sich hin, „aber i brauch jetzt amoi wos Neichs. I moch Urlaub in Linz! Dort gibt's sicher a paar Kiffer, de g'scheit a Watschn verdien'n!"

Mit einem fiesen Grinser im Gesicht packte er seinen Rucksack und machte sich auf den Weg in die Landeshauptstadt von Oberösterreich. „Die Trotteln do droben wiss'n net, was auf sie zukummt," dachte er sich und stellte sich schon vor, wie die Brezen dort a g'sunde Portion Wiener „Erziehung" kriegen würden.

Kaum war er aus dem Zug ausgestiegen, sah er schon die ersten Opfer. Vier Burschen, alle völlig zugedröhnt, lehnten lässig am Bahnsteig und zogen an einem fetten Joint. Klaus stürmte auf sie zu wie ein wildgewordener Stier, der nur darauf wartete, jemanden auf die Hörner zu nehmen. „Schaust oba, Oida, scho in der erste Minute san do die Gfraster, als wenn's an Empfangskomitee hätt'n! A Watschn für jeden von euch, Oida!"

PATSCH! Die erste Watschn knallte so laut, dass die Leute am anderen Ende des Bahnsteigs aufschauten. Der Kiffer taumelte rückwärts, und sein Joint flog im hohen Bogen in die Luft, direkt in Klaus' Griff. „Was schaust jetzt so deppert, heast? Des Gras is jetzt meins, und du host die Watschn mehr als verdient, du schaßdrunga Krautlutscher!" brüllte Klaus, und man konnte sehen, wie seine Augen vor Wut funkelten.

Die anderen drei starrten ihn entgeistert an, als könnten sie nicht glauben, dass sie gerade live in Klaus' persönliche „Gras-Abgabe-Show" geraten waren. „Hey, spinnst du? Was is des für a Scheiß?" rief einer, doch bevor er sich versah, krachte ihm Klaus auch schon eine in die Goschn. „Hoit de Papp'n, du gschissana Wappler! Was glaubst, wer du bist? I bin der

Watschn-Klaus, und du kriegst glei no a zwoate!"

Klaus war in seinem Element. Es war, als hätte er Wien nie verlassen. Die Kiffer taumelten zurück und versuchten, ihr Gleichgewicht zu finden, aber Klaus' Hand war schneller als ihre Synapsen, und er verteilte die Watschn wie ein Bäcker, der Semmeln austeilt. BAM! KAWUMM! Jeder Schlag ließ die Köpfe wackeln, als ob sie auf der Kirmes wären. Die Leute am Bahnsteig glotzten, doch keiner traute sich einzugreifen.

„Des war ja scho a zarter Einstieg," sagte sich Klaus, als er die halbgerauchten Joints aufhob und genüsslich einsteckte. „Wenn des des Beste is, was Linz zu bieten hat, dann wern die Buam heute no was erleben, dass ihnen de Fetzen flieg'n!"

Klaus ging weiter durch die Stadt, wie ein Raubtier auf Beutejagd. Er stapfte durch die Landstraße, die Hände in den Taschen, die Augen scharf wie ein Falke. Jedes Mal, wenn er eine Rauchwolke oder den Geruch von Gras in der Luft sah, schlich er sich an, bereit, zuzuschlagen. Vor einem Beisl saß eine Gruppe Hipster und zündete sich gemütlich einen Joint an. „A schene Gspassigkeit, de Linzer Loafn glauben, sie san lässig. Jetzt pass auf, wia lässig meine Watschn san, du Haxnschnoiza!"

WUMM! Klaus' Hand schoss nach vorne, und der Hipster taumelte rückwärts, der Joint flog ihm aus dem Mund. „Oida, du host a g'spielt, als wärst was Besseres, heast. Dabei bist nur a bleder Dampfplauderer!" Klaus bückte sich und hob den Joint auf, zündete ihn an und blies den Rauch der Gruppe direkt ins Gesicht. „Des schmeckt wie Scheißdreck, aber besser als das, was ihr da zamraucht. Is ja ka Wunder, dass's so deppat seids!"

Er setzte seinen Streifzug durch die Stadt fort, die Kiffer zerstreuten sich vor ihm wie Ratten, die das sinkende Schiff verlassen. „Schaust, der ganze Haufen linzerischer Degosn, do glaubt jeder, er is der g'studierte King von Oberösterreich, und dann so a Nudel wie i kummt daher und reißt ihnen die Mask'n ab. Oida, wos a Gaudi!"

Doch die Linzer waren nicht so feig wie die Wiener Kiffer. Bald darauf hatte sich eine Gruppe zusammengeschlossen, die beschloss, den Watschn-Klaus aufzuhalten. „Des geht leicht so net, oida! Der oide

Fetzenschädel kummt daher und haut uns wie in die 50er! Heast, do moch ma wos!" sagte einer der Anführer der Bande, ein Typ mit einem Kinnbart, der aussah, als hätte er ihn aus Verzweiflung nachgezüchtet. „Wir stellen ihm a Falle!"

Am Stadtpark versammelten sich die Kiffer und warteten auf Klaus. Sie hatten einen Kreis gebildet und taten so, als würden sie rauchen, lachten laut und riefen Sprüche, um ihn anzulocken. „Na, kumm her, du Gschöda, probier's halt! Glaubst, du kannst uns alle aufmochn?" Klaus war nicht blöd. Er wusste genau, was sie vorhatten, aber das machte es nur noch besser.

„Na, schau her, die linzerischen Sandler glauben, sie san schlau. Oida, i bring's euch glei bei, wos schlaue Watschn san!" Er stürmte in den Kreis, die Kiffer sprangen auf ihn los, doch Klaus war schneller. Er verteilte Watschn mit einer Geschwindigkeit, die selbst Chuck Norris schwindlig gemacht hätte. PATSCH! BAM! WATSCHN! Der erste kriegte eine, dass er sich drehte wie ein Propeller und auf den Boden knallte. „Des hast verdient, du Beidl!"

„Du host a große Goschn, oder? I zeig da, wos ma mit so Nockerbatzln wiad, die si a Masche aufsetzen!" brüllte Klaus und haute dem nächsten eine ins Gesicht, dass ihm das Grinsen einfrohr. BAM! „De wird dir no nachhallen, bis ins nächste Jahr!"

Ein anderer versuchte, von hinten zu kommen, doch Klaus drehte sich blitzschnell um und knallte ihm eine so heftig ins Gesicht, dass ihm die Zigarette aus dem Mund flog und er rückwärts in den Teich fiel. „Wos is? Hat di der Wind erwischt, oder?"

Am Ende lagen sie alle am Boden, die Gesichter rot, die Augen leer, die Schädel so laut am Klopfen, dass man's bis in die Innenstadt hörte. Klaus stand in der Mitte, grinste breit und hielt ein Bündel gesammelter Joints in der Hand. „Des war a netter Ausflug, Oida. Aber wenn des des Beste is, was Linz zu bieten hot, dann moch i nächstes Jahr a Welttournee! A Watschn für jeden deppatn Kiffer weltweit!"

„Was hast du aus diesem Kapitel gelernt?"

„Kreuze an, was du über das Kiffen verstanden hast."

- ☐ „Das Leben zieht an mir vorbei, und ich krieg nichts mit, weil ich die ganze Zeit stoned bin."

- ☐ „Jeder Euro, den ich für Gras ausgebe, fehlt mir bei den Sachen, die wirklich wichtig sind... wie Essen oder Miete."

- ☐ „Egal, wie high ich bin, meine Probleme lösen sich nicht von selbst."

- ☐ „Die Watschn-Klaus-Methode klingt langsam gar nicht so schlecht."

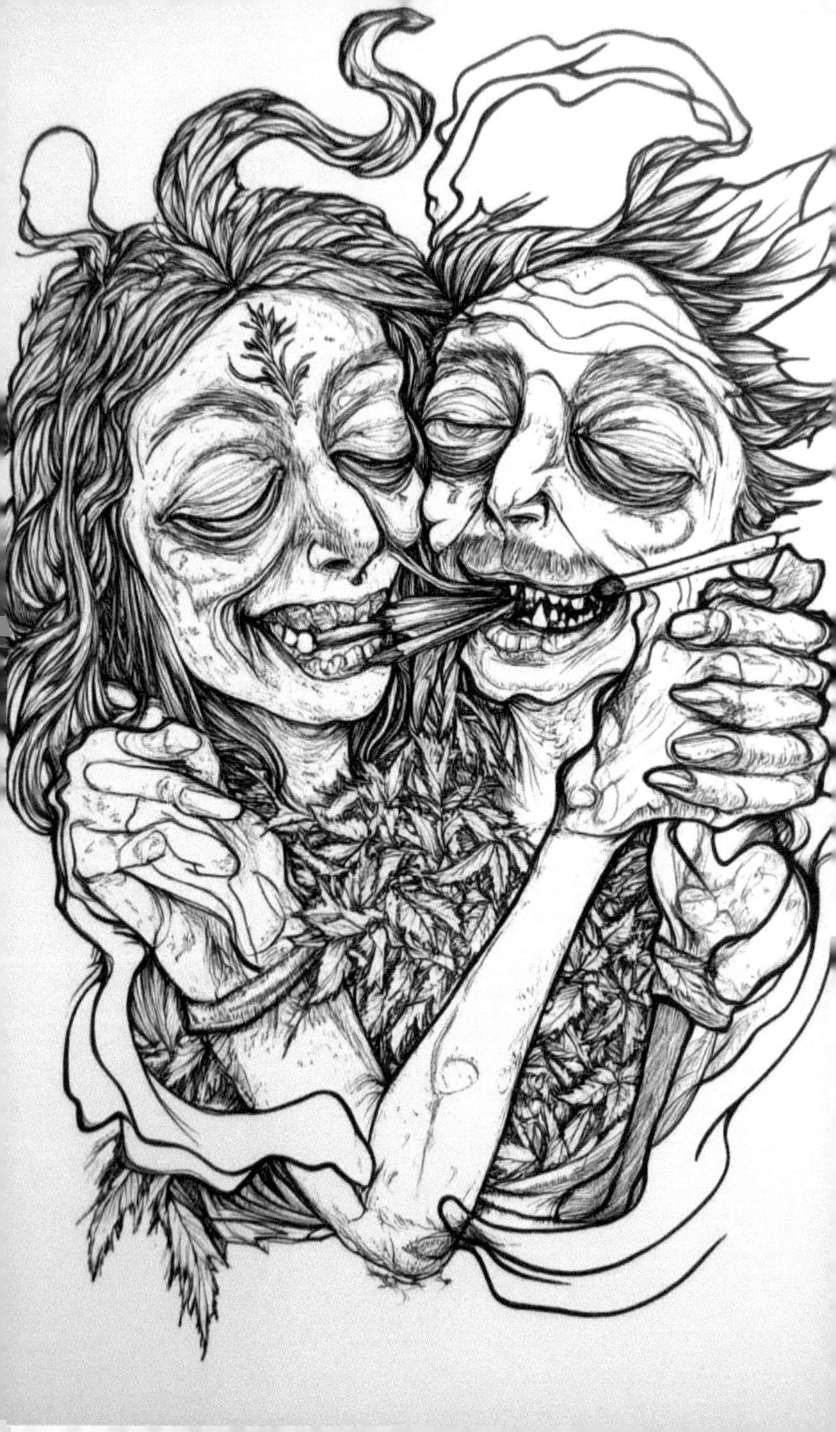

„Motivation ist wie
Gras... wenn es dir
ausgeht, bist du verloren."

„Wenn du's heute nicht
packst, mach's morgen.
Und wenn morgen auch
nicht geht... egal."

„Die beste Zeit, um
aufzustehen, ist niemals."

„Sei wie eine Bong:
Hauptsache, es blubbert."

Die Kiffer-Orgie im Abrisshaus

Es war Samstagabend, und in einem alten, halb zerfallenen Abrisshaus, das irgendwo am Rande der Stadt stand und aussah, als hätte man es vor fünfzig Jahren aufgegeben, hatte sich eine kleine Gruppe von degenerierten Vollidioten versammelt, um „die geilste Kiffer-Orgie aller Zeiten" zu feiern. So hatte zumindest Nick, der Initiator dieser Schwachsinnsidee, es genannt, als er seine Freunde eingeladen hatte.

„Alter, das wird der absolute Megashit," hatte er versprochen. „Ich hab 'ne Tonne Gras besorgt, 'n paar Pillen und das beste verdammte Hash, das ihr je in eure verkackten Lungen gepumpt habt. Wir werden uns so zuknallen, dass uns die Eier abfallen!"

Und so saßen sie jetzt da, Nick, Kalle, Josie und der Typ, den alle nur „Flocke" nannten, weil keiner sich mehr an seinen richtigen Namen erinnern konnte. Sie waren schon stundenlang am Rauchen, und der Raum war so voll mit dickem, dunstigem Rauch, dass man kaum noch die eigenen Hände sehen konnte. Aber das interessierte die Truppe nicht. Sie waren zu high, um überhaupt irgendwas zu merken.

„Ey, Nick, du gottverdammtes Arschloch, wo bleibt der nächste Joint?", röhrte Flocke, während er versuchte, den Aschenbecher zu finden und stattdessen in eine leere Bierflasche griff. „Ich hab seit fünf Minuten nichts mehr geraucht, meine Lunge braucht Nachschub!"

„Halt die Fresse, Flocke," lallte Josie, die mit halbgeschlossenen Augen auf dem abgewetzten Sessel hing und so aussah, als könnte sie jederzeit umkippen. „Du bist 'n verfickter Staubsauger, Alter. Lass auch mal den anderen was, du geiler Junkie!"

„Ich hab genug für alle, Mann!", rief Nick und wühlte in seiner Tasche herum, bis er einen gigantischen Joint hervorzog, der aussah, als hätte er das Ding mit einem Laubbläser gerollt. „Hier, das Ding wird euch so umhauen, ihr werdet kotzen wie'n Schachtdeckel!"

„Gib her, du Spasti!", brüllte Kalle, der ein breites Grinsen im Gesicht hatte. „Ich zieh' den als erster!"

„Zum Fick nochmal, du ziehst hier gar nix, Arschgesicht!", keifte Josie und griff nach dem Joint, aber Kalle schubste sie zur

Seite, sodass sie mit dem Kopf gegen die Wand knallte. „Halt deine Hackfresse, ich war hier zuerst!"

Es wurde geschubst, gekratzt und gebrüllt, bis der Joint schließlich auf dem Boden landete, wo ihn Josie im letzten Moment aufhob und triumphierend in die Luft hielt. „Ihr Loser, jetzt hab ich das Ding! Jetzt zieht euch die Kröten rein!" Sie nahm einen tiefen Zug, dann noch einen, und gab das Ding an Flocke weiter, der es sofort inhalierte, als würde er sich 'ne Sauerstoffmaske aufsetzen.

„Ey, Leute," sagte Nick plötzlich, „ich hab' was richtig Geiles besorgt. 'Ne neue Sorte, direkt aus Holland, hab' ich von so 'nem Typen gekriegt, der sah aus wie 'n verfluchter Drogenguru. Das wird euch total wegballern!"

„Her damit, du Wichser!", rief Kalle und riss ihm ein kleines Päckchen aus der Hand, in dem ein schwarzes, öliges Zeug klebte. „Was'n das, Alter? Sieht aus wie'n Stück Scheiße."

„Das ist 'ne Edelsorte, du Mongo," erklärte Nick. „Das Zeug ist der Wahnsinn. Ich schwör, wenn du das einmal rauchst, siehst du Farben, die es gar nicht gibt."

Ohne groß nachzudenken, fingen die vier an, das schwarze Zeug zu verbrennen und zu inhalieren. Doch diesmal war es anders. Schon nach ein paar Sekunden wurden ihre Augen groß, und ein irrer Ausdruck breitete sich auf ihren Gesichtern aus.

„Alter, ich fühl mich...", begann Josie, aber sie kam nicht dazu, den Satz zu beenden, weil ihr plötzlich Blut aus der Nase schoss wie ein verdammter Springbrunnen. „Was zur Hölle...?" Sie griff sich panisch ins Gesicht, aber es half nichts. Ihre Augen drehten sich nach oben, und sie klappte wie ein Sack Zement auf den Boden, wo sie anfing, in krampfhaften Zuckungen herumzuwinden.

„Scheiße, Mann, was ist los mit ihr?", fragte Kalle, während er versuchte, Josie aufzurichten, aber stattdessen sah er nur, wie ihr Schaum aus dem Mund lief und sie sich in ihren eigenen Kotzschwall übergab. „Was für'n beschissener Trip ist das hier?!"

Flocke begann plötzlich zu lachen, ein hohes, irres Kichern, das kein Ende nahm. „Vielleicht... vielleicht ist das... der Stoff des Lebens..." Aber er hörte nicht auf zu lachen. Er lachte und lachte, bis seine

Zunge blau anlief und er mit einem letzten, nassen Röcheln einfach umkippte und regungslos liegen blieb.

„Nick, du Wichser, was hast du uns da gegeben?!", brüllte Kalle, der panisch um sich schlug. Aber Nick stand einfach nur da und starrte auf seine eigenen Hände, die jetzt so aussahen, als würden sie sich von selbst häuten. „Ey… ey, Mann, ich… ich zerfall, verdammte Scheiße!"

Es war kein Trip, es war die pure Scheiße, und keiner wusste, wie sie es stoppen sollten. Kalle konnte nur noch zusehen, wie Nick anfing, sich die Haut vom Gesicht zu kratzen, bis seine Wangen blutig und offen lagen und Fetzen Fleisch an seinen Fingern hingen. „Ich… muss es abkriegen, es… es brennt…"

Kalle schnappte sich die halbvolle Flasche Wodka und versuchte, sie in einem letzten verzweifelten Zug leer zu trinken, aber in dem Moment hörte er ein dumpfes, nasses Knacken und drehte sich gerade rechtzeitig um, um zu sehen, wie Josies Kopf ohne Vorwarnung explodierte, als hätte jemand einen Vorschlaghammer von innen gegen ihren Schädel gehauen. Blut und Hirnmasse spritzten in alle

Richtungen, und die Überreste ihres Gesichts klatschten gegen die Wand.

„Was zum Fick...?!", schrie Kalle, der versuchte, wegzurennen, aber es war zu spät. Flocke, der längst tot war, hob sich wie ein Zombie aus dem Staub und griff Kalle von hinten, während ihm schwarze Flüssigkeit aus dem Mund quoll. „Komm her, du kleiner Bastard... wir gehen zusammen drauf..."

Mit einem letzten Ruck riss er Kalle zu Boden, und die beiden verschwanden in einer grotesken Umarmung, während das Haus über ihnen zu bersten begann, als ob die Welt selbst keine Lust mehr hatte, den Scheiß mit anzusehen. Als der letzte Balken krachte und die Decke auf die Gruppe von Trotteln stürzte, war es, als würde das Universum einen verdienten Schlussstrich ziehen.

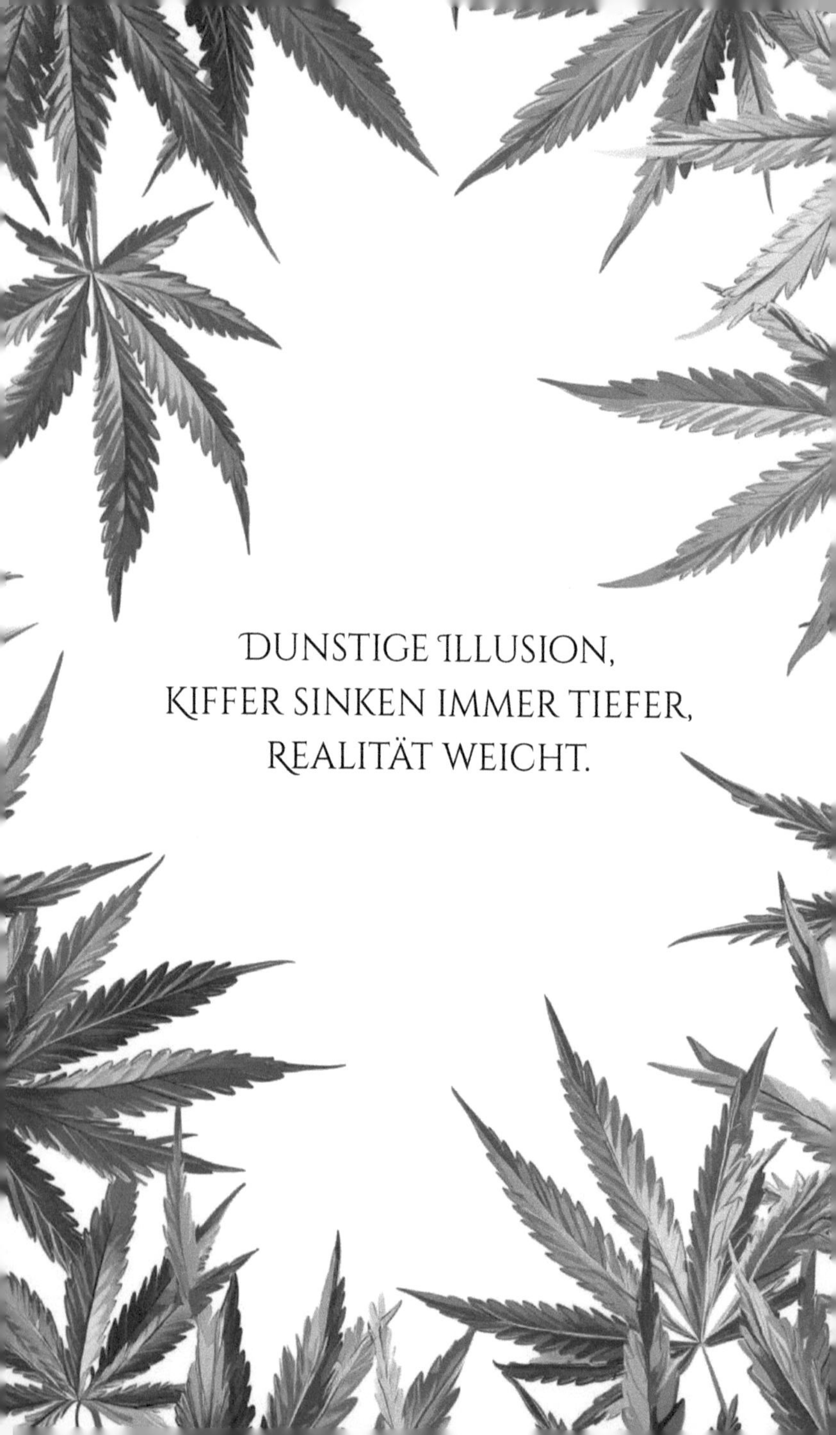

DUNSTIGE ILLUSION,
KIFFER SINKEN IMMER TIEFER,
REALITÄT WEICHT.

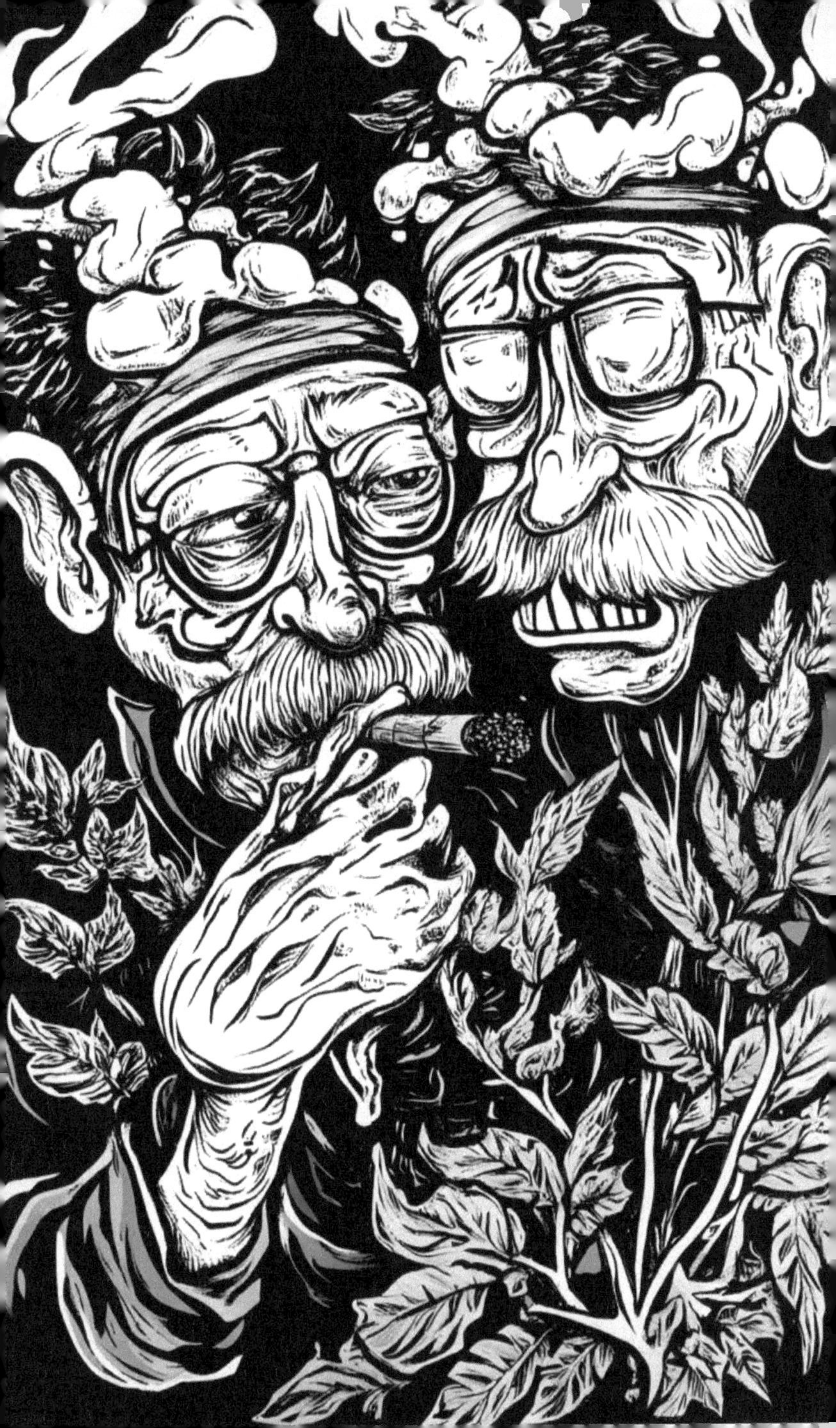

Lisas letzter Joint:
Eine Tragikomödie des Grauens

Lisa war die unangefochtene Königin der Versager. Einst eine strahlende Studentin mit großen Träumen, war sie mittlerweile die lebende Verkörperung des Begriffs „absolut verloren". Ihr einst helles Hirn, jetzt durch jahrelangen Cannabis-Konsum weichgekocht wie ein drittklassiges Steak.

Ihre Wohnung war ein Tempel der Unordnung, ein Monument ihrer Faulheit und Dummheit. Überall lagen Klamotten und Müll verstreut, als hätte eine Horde betrunkener Waschbären eine Party gefeiert. Lisa, deren einzige Bestimmung im Leben darin bestand, sich selbst in immer tiefere Sphären der Benebelung zu manövrieren, verbrachte ihre Tage mit Nichts und ihre Nächte mit noch weniger.

An diesem besonderen Abend, geplagt von der brennenden Lust nach einem weiteren High, machte sich Lisa auf den Weg zu ihrem Dealer, der ominöse Ronny, der für seine dubiosen Geschäfte und noch dubioseren Manieren bekannt war. Mit einem Grinsen, das mehr Dummheit als Freude ausstrahlte, betrat sie seine verdreckte Höhle.

„Ey, Ronny, ich brauch Stoff. Das Beste, was du hast. Ich will fliegen, Mann", quäkte sie, ihre Augen glasig und leer.

Ronny, ein Kerl mit der Subtilität eines Vorschlaghammers, musterte sie skeptisch. „Hast du das Geld, Lisa? Das hier ist kein Wohlfahrtsverein."

„Geld? Klar, Ronny. Ich krieg mein Gehalt nächste Woche. Du weißt, ich zahl immer... irgendwie."

Ronnys Gesicht verzog sich zu einem hässlichen Grinsen. „Kein Geld, kein Stoff. So einfach ist das."

Doch Lisa, fest entschlossen, ihren Rausch zu bekommen, begann eine absurde und peinliche Verhandlung. „Komm schon, Ronny, wir sind doch Freunde! Ich könnte... ich könnte dir was anderes anbieten."

Ronny, dessen Geduld bereits aufgebraucht war, griff sie grob am Arm. „Verschwinde, Lisa. Komm wieder, wenn du zahlen kannst."

Verärgert und verzweifelt stolperte Lisa zurück in ihre Wohnung. Doch die Sucht war stärker als ihre Vernunft. In einem letzten, hirnverbrannten Versuch, an Gras zu kommen, kehrte sie mitten in der Nacht zu Ronny zurück.

„Bitte, Ronny, ich brauch das Zeug. Ich... ich mach alles, was du willst", flehte sie, Tränen der Verzweiflung in den Augen.

Doch anstatt Mitleid zu zeigen, holte Ronny ein Messer hervor. „Alles, was ich will, ja? Na gut, dann bezahlst du eben mit deinem Leben, du kleine Versagerin."

Lisas Augen weiteten sich in panischer Angst, aber bevor sie reagieren konnte, stach Ronny zu. Wieder und wieder, bis ihr Körper leblos zu Boden sank. Blutüberströmt und verstümmelt lag sie da, ein Opfer ihrer eigenen Dummheit und Abhängigkeit.

Aber Ronny war noch nicht fertig. Er zerteilte ihren Körper in Stücke, sorgfältig und methodisch, als wäre sie ein Stück Fleisch. Die Teile verpackte er in Müllsäcke und verteilte sie über das ganze Land, in Mülltonnen, auf Feldern, in Flüssen. Lisa, die niemals einen klaren Gedanken fassen konnte, wurde zum grausigen Puzzle, das nie wieder zusammengesetzt werden sollte.

Am nächsten Morgen berichteten die Nachrichten über grausige Funde, verstümmelte Körperteile, die überall verstreut waren. Die Stadt war in Angst und Schrecken versetzt, und Lisa wurde zum Synonym für die brutalste Warnung gegen die Verlockungen des Cannabis.

Die einstige Kiffer-Idylle war in einem Blutbad geendet, und Lisas Name wurde zum Mahnmal der Dummheit und Selbstzerstörung. Die Botschaft war klar: Wer sich in die dunklen Fänge der Sucht begibt, riskiert mehr als nur seinen Verstand.

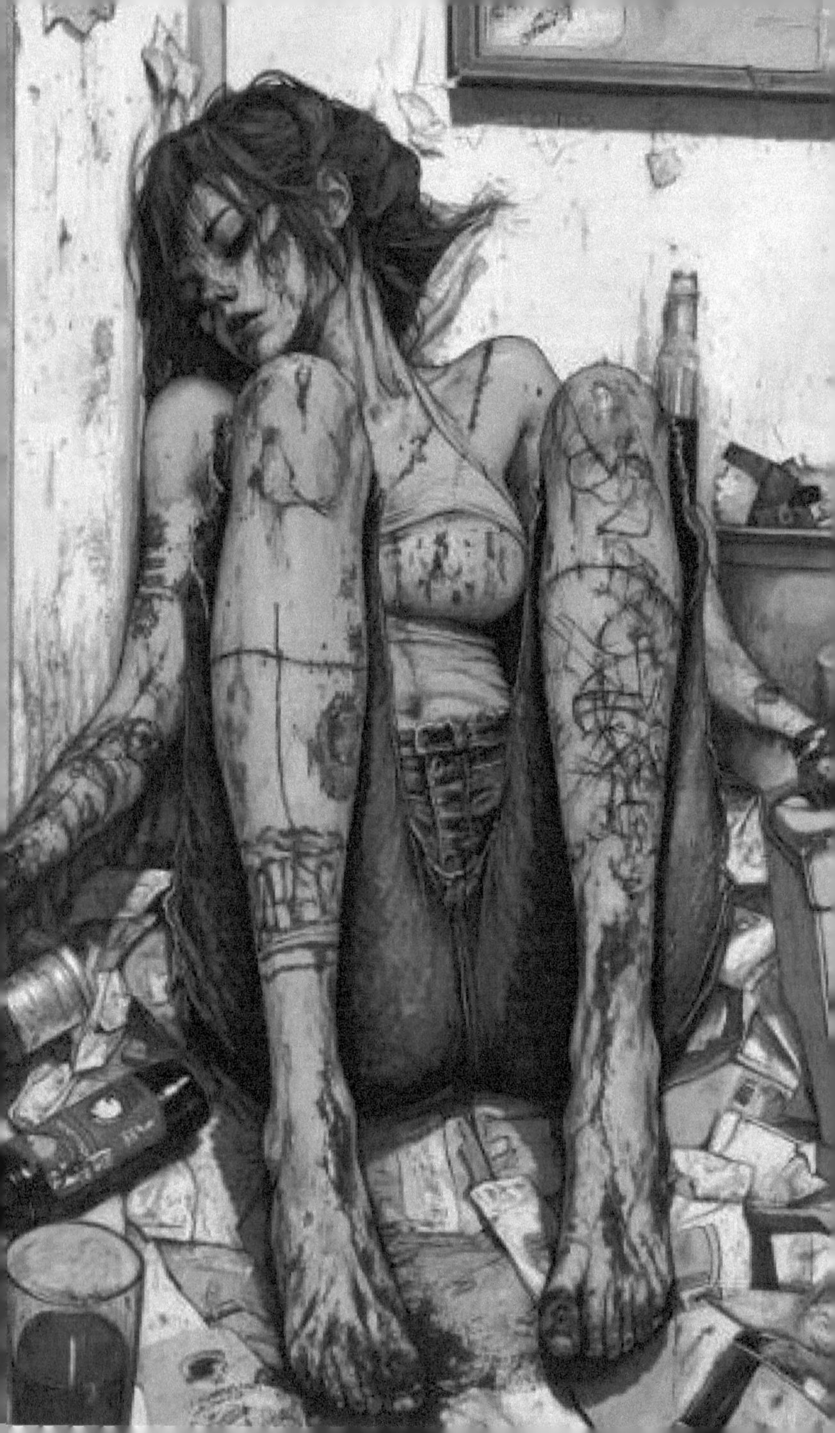

Der Kiffer-Lebensratgeber für Verlierer: Dein „High" führt nirgendwo hin

Kreuze an, wie viel du in deinem Leben ge- schafft hast, während du ständig high warst.

- ☐ Habe ein paar leere Chipstüten ge- sammelt.

- ☐ Habe den Weltrekord im Couch- Sitzen gebrochen.

- ☐ Wurde zum Experten im Verges- sen, wie man einfache Aufgaben erledigt.

- ☐ Habe herausgefunden, dass „Mor- gen mach ich das" eigentlich nie passiert.

Fazit: Kiffen macht dich nicht interessan- ter – es macht dich nur uninteressanter für die Welt.

A	K	W	U	X	D	S	R	U	D	T	G
D	I	G	M	C	A	P	U	R	A	I	X
D	F	G	F	A	U	L	H	E	I	T	I
H	F	J	U	N	K	I	E	G	Z	K	K
V	E	S	X	N	F	F	L	A	Z	N	L
V	R	G	R	A	S	F	F	S	A	U	G
J	F	A	L	B	L	T	A	R	R	P	U
E	E	D	B	I	X	R	N	E	C	F	K
S	E	H	Y	S	Z	I	E	V	J	E	E
F	R	A	D	T	T	P	G	H	G	I	H
M	W	Z	T	O	A	U	O	I	T	T	C
K	U	E	S	N	B	W	R	B	O	N	G
A	P	N	E	E	U	V	D	Z	L	I	K
K	T	E	C	D	B	T	O	K	E	O	L
C	I	O	N	H	C	Q	T	M	A	J	F
P	U	F	F	N	N	S	N	I	S	T	A
C	Q	H	F	S	E	C	U	T	T	E	E
L	I	F	V	E	B	R	L	S	O	L	L
L	R	V	J	H	R	B	B	J	O	D	T

Finde alle 28 Wörter

99

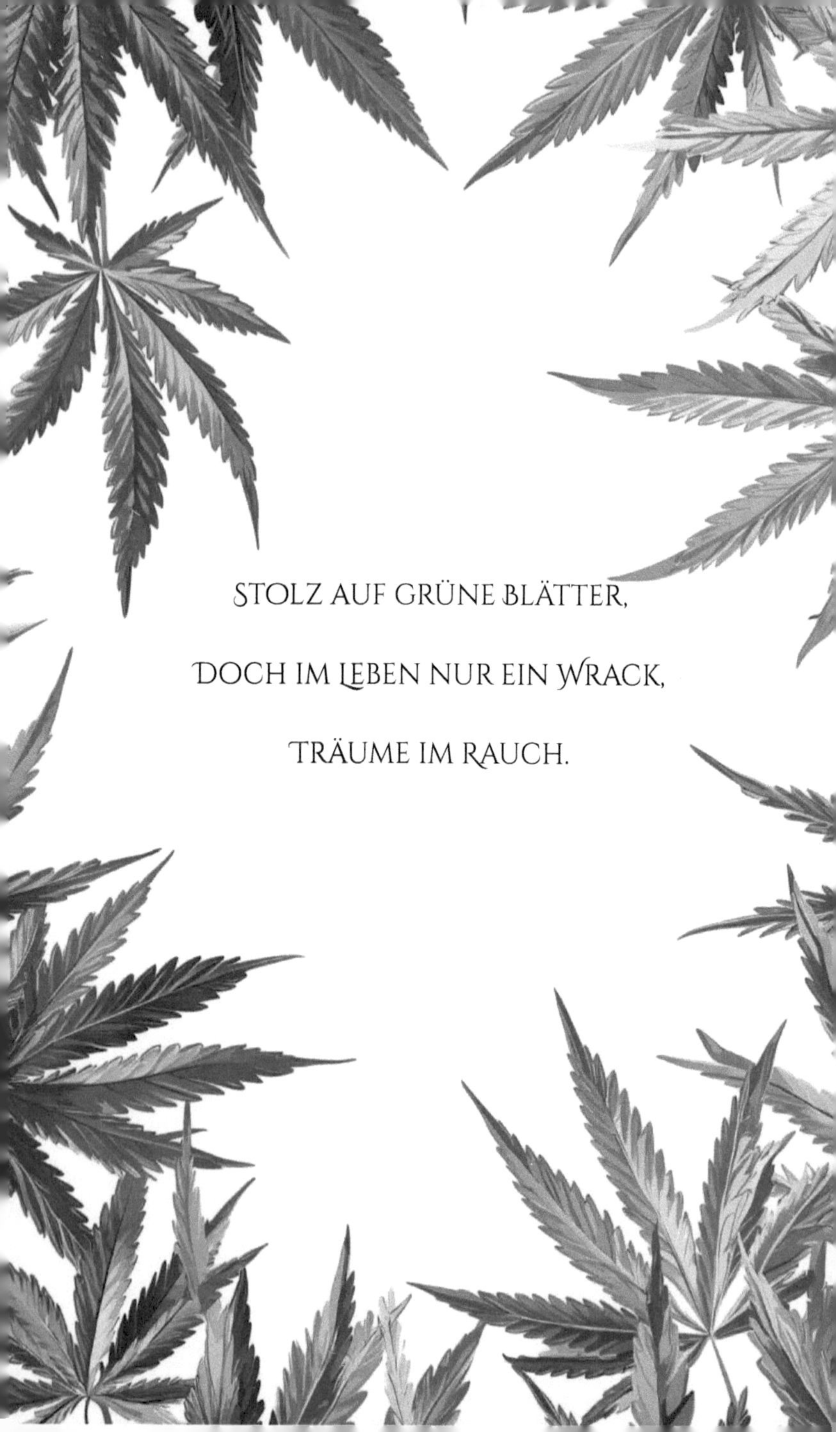

STOLZ AUF GRÜNE BLÄTTER,

DOCH IM LEBEN NUR EIN WRACK,

TRÄUME IM RAUCH.

Bonus-Aufgabe: Schreib einen Haiku über Gras.

(Falls du nicht weißt, was ein Haiku ist, google es

oder scheiß einfach drauf.)

Der Kiffer spricht aus seiner Sicht:

Erlauben Sie mir, in diesem erhabenen Moment einige Worte über die tiefgreifenden und komplexen Zusammenhänge unserer modernen Gesellschaft und ihrer unübersehbaren Missstände zu verlieren. Wir befinden uns zweifelsohne in einer Epoche, die von der skrupellosen Hegemonie des Kapitalismus dominiert wird – eine Machtstruktur, die unsere soziale und wirtschaftliche Landschaft in ihren klammen Klauen hält und keine Gnade kennt.

Der Kapitalismus, meine Damen und Herren, ist das Krebsgeschwür unserer Zeit. Es ist ein System, das ausschließlich auf Ausbeutung und Ungerechtigkeit basiert, das den Wohlstand Weniger auf dem Rücken der Vielen errichtet. Es lehrt uns, dass materieller Reichtum das ultimative Ziel ist, während es die Menschlichkeit und das kollektive Wohl ignoriert. Hier, meine verehrten Zuhörer, liegt der Kern unseres Problems.

Inmitten dieser Dunkelheit gibt es jedoch ein Lichtstrahl der Hoffnung – das Cannabis. Ja, Sie haben richtig gehört.

Diese unscheinbare Pflanze, die von den Mächtigen dieser Welt verteufelt wird, birgt das Potenzial, die Ketten der Unterdrückung zu sprengen und die Augen der Massen zu öffnen. Cannabis ist nicht nur eine Droge; es ist ein Mittel zur Erleuchtung, ein Werkzeug der Befreiung.

Man stelle sich vor: Eine Gesellschaft, in der das Streben nach Profit durch ein kollektives Bewusstsein ersetzt wird, das durch den Konsum von Cannabis erweckt wird. Diese Pflanze, die so unrechtmäßig stigmatisiert wird, hat die Kraft, das Bewusstsein zu erweitern, die Schranken der Konformität zu durchbrechen und eine wahrhaft egalitäre Gemeinschaft zu schaffen.

Der Kommunismus, meine Damen und Herren, ist der natürliche Begleiter dieses heiligen Krautes. In einer Welt, in der Besitz und Reichtum gleichmäßig verteilt sind, würde Cannabis die Barrieren zwischen den Menschen weiter einreißen und eine Atmosphäre der bedingungslosen Liebe und des gegenseitigen Verständnisses schaffen. Kein Geld, keine Macht, nur reine, unverfälschte Gleichheit.

Denken Sie nur an die Möglichkeiten: Eine Gesellschaft, in der niemand mehr arbeiten muss, weil der Cannabiskonsum uns alle so tief mit dem Universum verbindet, dass wir nur noch das Notwendige tun, um zu überleben. Keine Kriege mehr, denn wer würde kämpfen wollen, wenn er in der Lage ist, die friedliche, meditative Wirkung des Grases zu genießen? Keine Armut, denn jeder teilt großzügig mit jedem anderen.

Die Regierung und ihre Handlanger – die Polizei, die Justiz, die Konzerne – sie fürchten die Macht des Cannabis, weil sie wissen, dass es uns die Augen öffnet. Sie wissen, dass wir durch den Cannabiskonsum die Lügen und Täuschungen durchschauen können, die sie uns täglich aufzutischen versuchen. Sie wissen, dass ihre Macht schwindet, wenn wir uns kollektiv dem Konsum dieses erleuchtenden Krautes hingeben.

Deshalb, liebe Zuhörerinnen und Zuhörer, appelliere ich an Ihre Vernunft und Ihr Herz. Lassen Sie uns gemeinsam für eine Welt kämpfen, in der Cannabis nicht nur legal, sondern auch heilig ist. Lassen Sie uns die Fesseln des Kapitalismus abwerfen und eine Gesellschaft aufbauen, die auf den Prinzipien des Kommunismus und der universellen Brüderlichkeit basiert, erleuchtet durch das grüne Licht des Cannabis.

Mögen wir uns vereinen in dieser edlen Sache und das System stürzen, das uns in Dunkelheit hält. Möge das Gras uns den Weg weisen zu einer neuen Ära der Freiheit und Gleichheit.

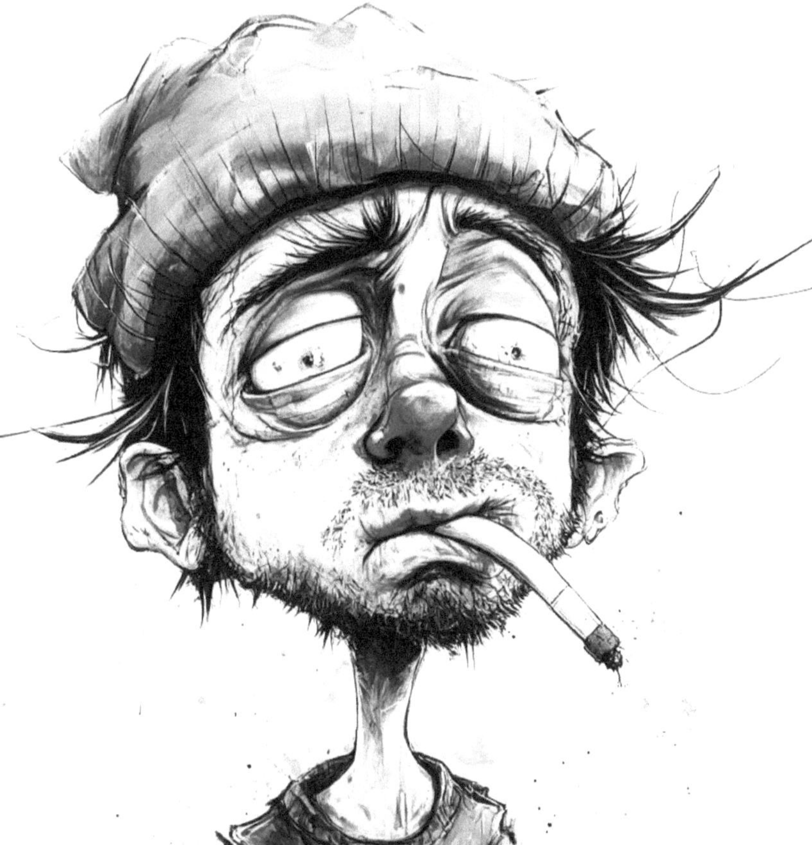

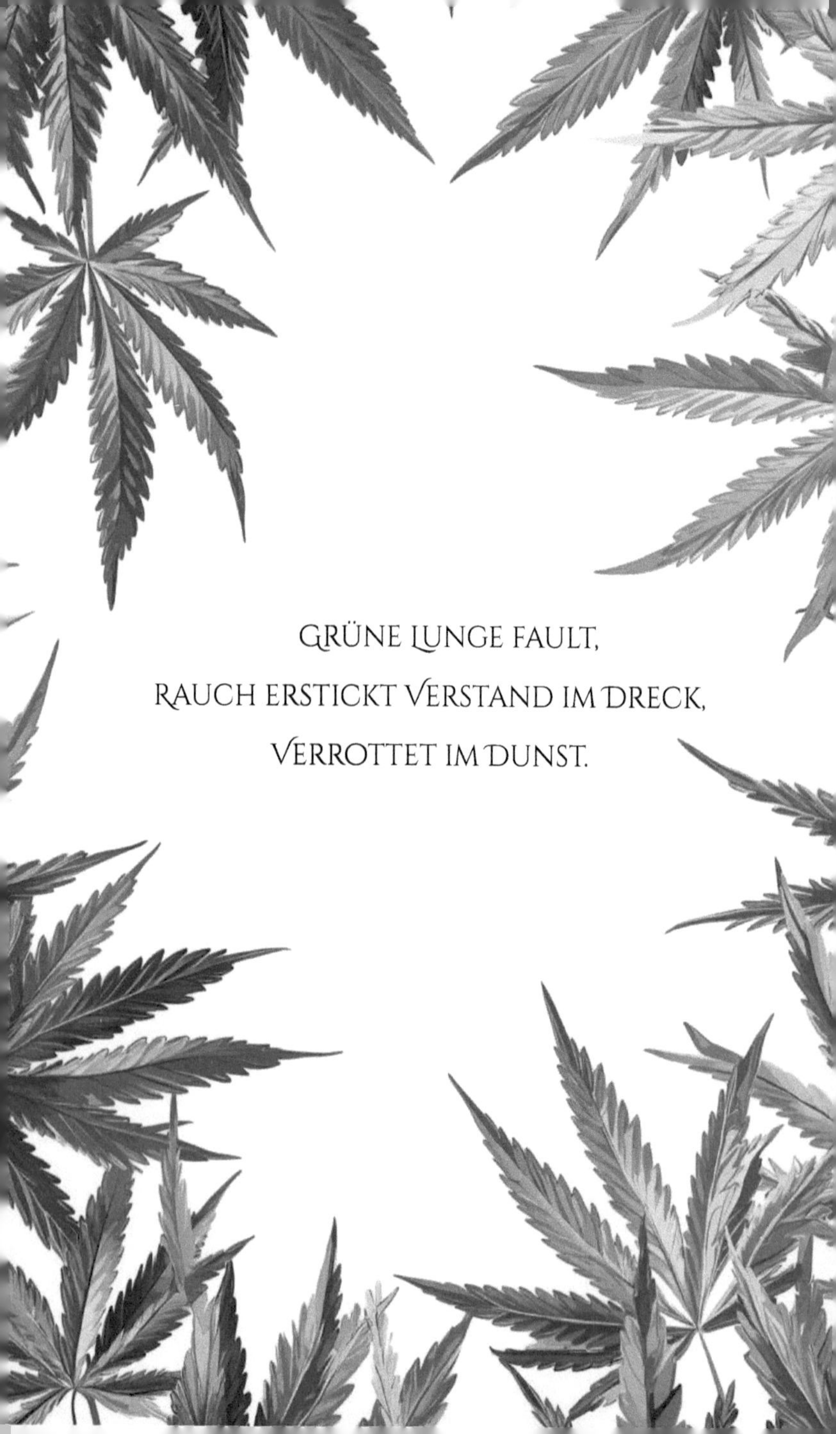

GRÜNE LUNGE FAULT,
RAUCH ERSTICKT VERSTAND IM DRECK,
VERROTTET IM DUNST.

Die Brownie-Bäckerin vom Straßenstrich

Sandra war nicht gerade als Genie bekannt. Nein, Sandra war eine bekiffte, halb kaputte Frau mit einem Hirn, das so löchrig war wie die Matratze, auf der sie in ihrer Bruchbude pennte. Ihre größte Leidenschaft im Leben? Kiffen und Kohle machen, ohne sich dabei zu viel anzustrengen. Und was passte besser zusammen als Kiffer und Brownies? Genau, nichts.

Eines sonnigen Nachmittags, als sie mit glasigen Augen vor ihrer Bong hing und dem Rauch dabei zusah, wie er langsam die Küche vernebelte, kam ihr die „glorreiche" Idee: „Ey, ich back jetzt die geilsten Kiffer-Brownies der Stadt. Richtig schön fett mit 'ner extra Portion High!" Also holte sie die Zutaten aus dem Küchenschrank: Mehl, Zucker, Schokolade… und dann der Schock – die Hefe war alle.

„Scheiße nochmal, wo is' die Hefe hin?", murmelte sie und kratzte sich am Kopf, als könnte sie so eine Lösung aus ihrem Schädel kratzen. „Na klasse, jetzt hab ich nix zum Aufgehen… ach, fick dich doch!" Aber dann fiel ihr was ein. Irgendwo hatte sie mal gelesen, dass die Hefe aus der Vagina irgendwie „natürlich" ist. Also zog sie eine kleine Menge aus ihrer Schmutzgrotte und grinste. „Wenn das die Kerle umlegt, wird's die Brownies schon hochkriegen, oder?" Mit einem fiesen Grinsen mischte sie das Zeug in den Teig, als wär's das Normalste der Welt.

Die Brownies sahen tatsächlich verdammt gut aus, aber dann kam das nächste Problem: Wie sollte sie die Dinger frisch halten? Klar, Kühlschrank wäre 'ne Idee, aber Sandra war keine von denen, die Dinge auf die normale Weise machen. Also griff sie in ihre Nachttischschublade und zog ein paar XXL-Kondome heraus. „Die Dinger sind doch perfekt! Die sind doch dafür gemacht, dass nichts ausläuft." Und so begann sie, die Brownies in die Kondome zu stopfen. Die Gummidinger quollen über, als hätte jemand zu viel Mayo reingepumpt, aber das störte sie nicht.

Sandra zog los und verkaufte die Brownies wie am Fließband. „Hier, Leute! Die geilsten Brownies, die ihr je gefressen habt! Extra stark, extra frisch – und ja, die sind in

Gummis eingepackt, damit der Geschmack schön bleibt, also haltet die Schnauze und esst!" Und die Leute kauften. Keiner fragte nach. Keiner dachte groß nach, weil sie eh schon zu high waren, um sich zu wundern.

Mit der Kohle, die sie eingesackt hatte, war Sandra wieder im Geschäft. Sie kaufte Haschisch, Hefe und ging nach Hause, um die nächste Ladung zu backen. Doch als sie die Schokolade rausholen wollte, fiel ihr auf, dass sie keine mehr hatte. „Ey, jetzt reicht's aber mal. Wer klaut mir meine Scheiß-Schokolade?!" Doch dann zuckte sie mit den Schultern und sagte: „Scheiß drauf, dann mach ich das halt selbst."

Und was meinte Sandra mit „selbst"? Sie stellte sich vor die Backschüssel, zog ihre Hose runter, hockte sich hin und presste, bis sie ein ordentliches Häufchen in den Teig gesetzt hatte. „Guck dir das an! Das ist Bio, Alter! Reiner geht's nicht. Ich könnte 'ne fucking Fabrik für organische Brownies aufmachen!" Dann rührte sie die widerliche Mischung zusammen und kicherte vor sich hin, als wäre sie die Erfinderin von Nutella.

Die nächste Runde verkaufte sich sogar noch besser. Es schien fast, als wären die

Leute verrückt nach ihren „besonderen" Brownies. Doch bald gab's die ersten Beschwerden. „Ey, was zum Teufel ist in diesen Brownies, du versiffte Crack-Schlampe?", schrie einer ihrer Stammkunden sie an. „Schmecken nach Scheiße, und mein Magen macht Geräusche wie 'n Dampfkochtopf!"

„Halt deine Fresse!", keifte Sandra zurück. „Du wolltest extra stark, ich hab' extra stark geliefert. Wenn dir das zu viel ist, dann friss halt was anderes, du Lappen!"

„Extra stark?! Das Zeug riecht wie 'n Dixie-Klo nach 'ner Woche auf nem Festival!", brüllte der Typ. „Glaubst du, du kannst uns verarschen, du Junkie-Miststück?"

„Verarschen?", schnauzte Sandra. „Ich hab' dich mit den besten Brownies versorgt, die du jemals zwischen die Kiemen gekriegt hast. Wenn du sie nicht willst, dann verpiss dich doch und mach Platz für die nächsten!" Doch der Streit zog Kreise, und bald sammelten sich immer mehr wütende Leute um Sandra.

„Die schmecken, als hätte jemand reingeschissen!" – „Ich hab die Hälfte wieder hochgekotzt!" – „Meine Freundin kotzt seit Stunden, und ich hab' 'ne Dauerschiss-Attacke, du Drecksvieh!"

„Haltet die Schnauze, ihr Idioten!" Sandra wurde laut. „Ihr habt's gekauft, also habt ihr euch das auch reingezogen. Wenn ihr's nicht vertragen könnt, dann bleibt halt bei euren scheiß Cereal Bars und lasst die Erwachsenen ihre Brownies genießen, klar?"

Doch die Stimmung kippte, und Sandra merkte, dass die Leute es ernst meinten. Der Typ, der sich zuerst beschwert hatte, warf den ersten Schlag. „Das war's, du miese Betrügerin! Wir werden dich plattmachen, du Kacke-Bäckerin!"

„Komm doch her, du Pissnelke!" Sandra lachte ihn aus und holte eine ihrer XXL-Kondome hervor. „Schön weggeschnürt, damit nichts rausläuft, genau wie bei dir, du Keimbeutel!" Doch bevor sie den nächsten Spruch raushauen konnte, brach der Typ zusammen und krümmte sich vor Schmerzen. Es dauerte nicht lange, bis die anderen folgten. Die wütende Menge verwandelte sich in ein Haufen aus Schweiß, Kotze und gequältem Stöhnen. Einer nach dem anderen sackte zusammen, als hätten sie 'ne Überdosis an purer Hölle bekommen.

Sandra sah zu, wie sich die Straße vor ihren Augen leerte und die letzten Schreie im Dunstschleier der Straße verhallten. Sie zuckte mit den Schultern, als wäre das alles nur ein weiterer Mittwoch. „Scheiß drauf," murmelte sie und zündete sich einen fetten Joint an. „Das war das beste Marketing, das ich je gemacht hab. Morgen wird wieder gebacken."

Motivations-Checkliste für Kiffer (oder: Warum nichts in deinem Leben funktioniert)

Für Kiffer, die sich fragen, warum sie nichts auf die Reihe bekommen.

- Die Arbeit? Ach, das mach ich morgen.

- Den Termin? Vergessen, weil ich zu stoned war.

- Die Wohnung aufräumen? Wozu, ich seh sowieso nichts mehr klar.

- Mit Freunden etwas unternehmen? Zu faul, ich chill lieber allein mit meiner Bong.

Hoffentlich ist dir klar, dass dein „chilliges" Leben langsam den Bach runtergeht.

Der letzte Atemzug des Kevin

Kevin war das Paradebeispiel eines elendigen Versagers. In seinem Zimmer, das mehr einer Müllhalde als einem Wohnraum glich, hockte er tagein, tagaus vor seinem Computer. Der Bildschirm flimmerte ununterbrochen, während er in einem endlosen Kreislauf von Kiffen, Zocken und Wichsen versank. Seine einzige Nahrung bestand aus billigen Energy Drinks, die seinen Herzschlag auf einem erbärmlichen Niveau hielten, und der einzige Komfort, den er sich gönnte, war der nächste Joint.

„Kevin, kommst du mal raus und suchst dir 'nen Job?", rief seine Mutter, die an der Tür klopfte. Das Zimmer roch so stark nach abgestandenem Schweiß, Gras und verrottendem Müll, dass sie kaum atmen konnte.

„Halt's Maul, du verdammte Schlampe!", brüllte Kevin zurück, während er den Joint tief inhalierte. „Ich hab kein Bock auf deinen scheiß Bullshit! Lass mich in Ruhe, du Fotze!"

Der Raum war eine Gruft des Ekels. Auf dem Boden lagen verstreut benutzte Kondome, verkrustete Taschentücher und Socken, die wie Betonblöcke wirkten, weil er sie als sein persönliches Spermareservoir nutzte. Die Wand zierte ein Fleck, der von einem verpatzten Bong-Schuss stammte, und die Matratze, auf der er hockte, war so fleckig und durchgelegen, dass sie eher an ein biologisches Experiment erinnerte.

„Kevin, das Zimmer stinkt bis ins Erdgeschoss! Du musst mal lüften und sauber machen!", versuchte sein Vater es, bevor er hustend zurückwich. Der Gestank war unerträglich, ein giftiger Cocktail aus Schimmel, alten Socken und versifften Klamotten.

„Verpiss dich, du Wichser!", keifte Kevin, während er eine weitere Dose Energy Drink aufriss und den Inhalt in einem Zug hinunterstürzte. „Ich mach hier, was ich will! Das ist mein Leben, kapiert?"

Die Eltern zogen sich zurück, fassungslos über das Monster, das sie großgezogen hatten. Kevin hingegen setzte sein Leben in der Dreckshöhle fort, unfähig, die Konsequenzen seiner Ignoranz und seines widerwärtigen Lebensstils zu begreifen.

Eines Abends, als Kevin seinen abgenutzten Schlüpfer fand, der seit einem Jahr nicht gewaschen worden war, beschloss er, dass es zu viel Arbeit sei, aufzustehen und eine frische Unterhose zu holen. Er zog das stinkende Ding an, das nach einer Mischung aus Schimmel, Urin und verwesendem Fleisch roch. Der Gestank war so penetrant, dass selbst die Fliegen, die sonst in seinem Zimmer umherflogen, einen großen Bogen darum machten.

Kevin, zu benebelt, um die Gefahr zu erkennen, setzte sich vor seinen Bildschirm, zündete sich einen Joint an und startete sein Lieblingsspiel. Während der Rauch die Luft weiter verdickte, spürte er plötzlich ein heftiges Stechen in der Brust. Panisch griff er nach seinem Energy Drink, doch es war zu spät.

Der tödliche Gestank seiner eigenen Unterhose hatte ihm den Garaus gemacht. Er rang nach Luft, sein Herz raste, und in einem letzten, verzweifelten Atemzug verging er an dem giftigen Dunst, den er selbst verursacht hatte. Seine letzte bewusste Wahrnehmung war die der pure Abscheu vor sich selbst – ein Versager, der an seiner eigenen Scheiße erstickte.

Als seine Eltern am nächsten Morgen das Zimmer betraten, fanden sie ihn leblos auf dem Boden liegend, umgeben von all dem Dreck und den Überresten seines armseligen Lebens. Der Gestank war so überwältigend, dass sie sich kaum überwinden konnten, näher zu treten.

Kevins Tod war eine groteske Lektion in Selbstzerstörung und Ignoranz. Ein trauriges, ekelhaftes Ende für einen, der sich nie aus seiner selbstverschuldeten Hölle befreien konnte. Die Moral der Geschichte? Wer sein Leben in Dreck und Selbstmitleid verkommen lässt, endet genau dort – im Müll, erstickt an seiner eigenen Verkommenheit.

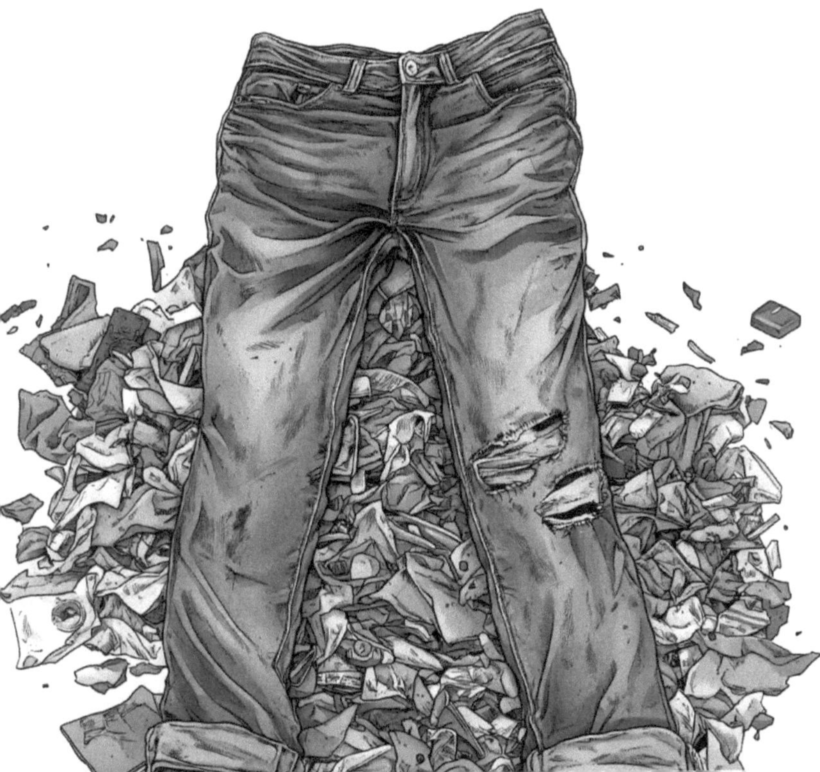

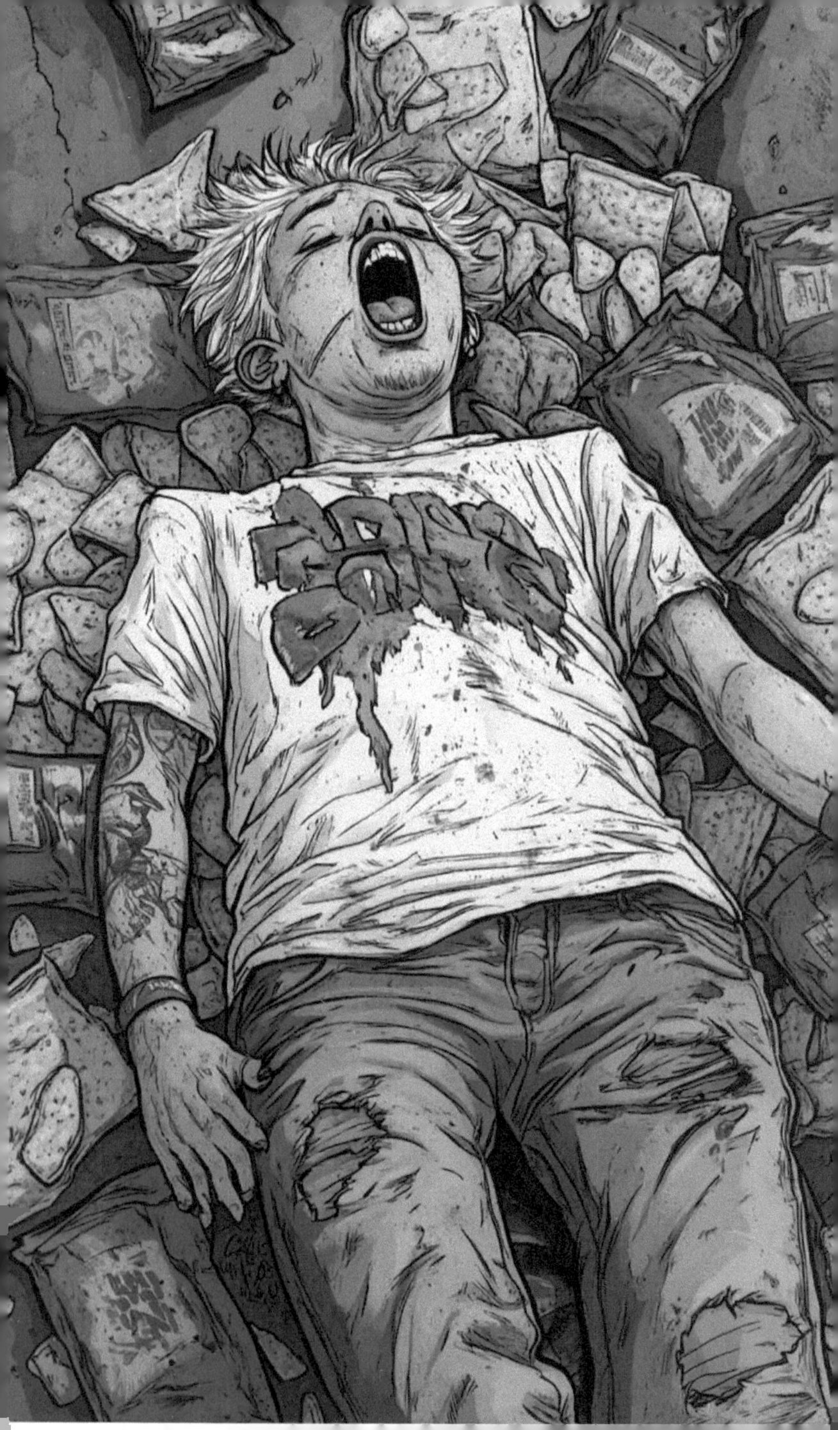

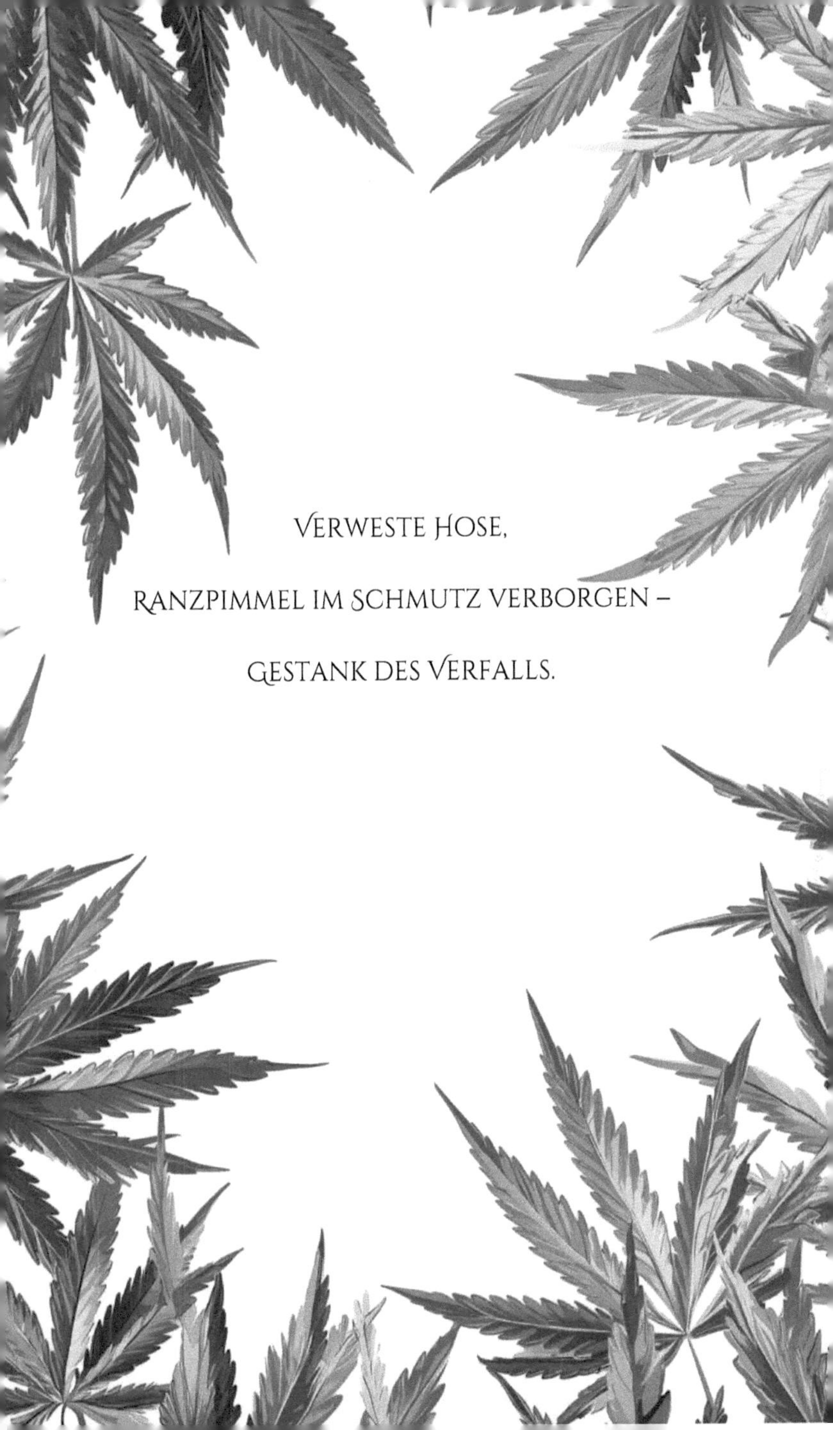

VERWESTE HOSE,

RANZPIMMEL IM SCHMUTZ VERBORGEN –

GESTANK DES VERFALLS.

Was hast du aus dieser Geschichte gelernt?

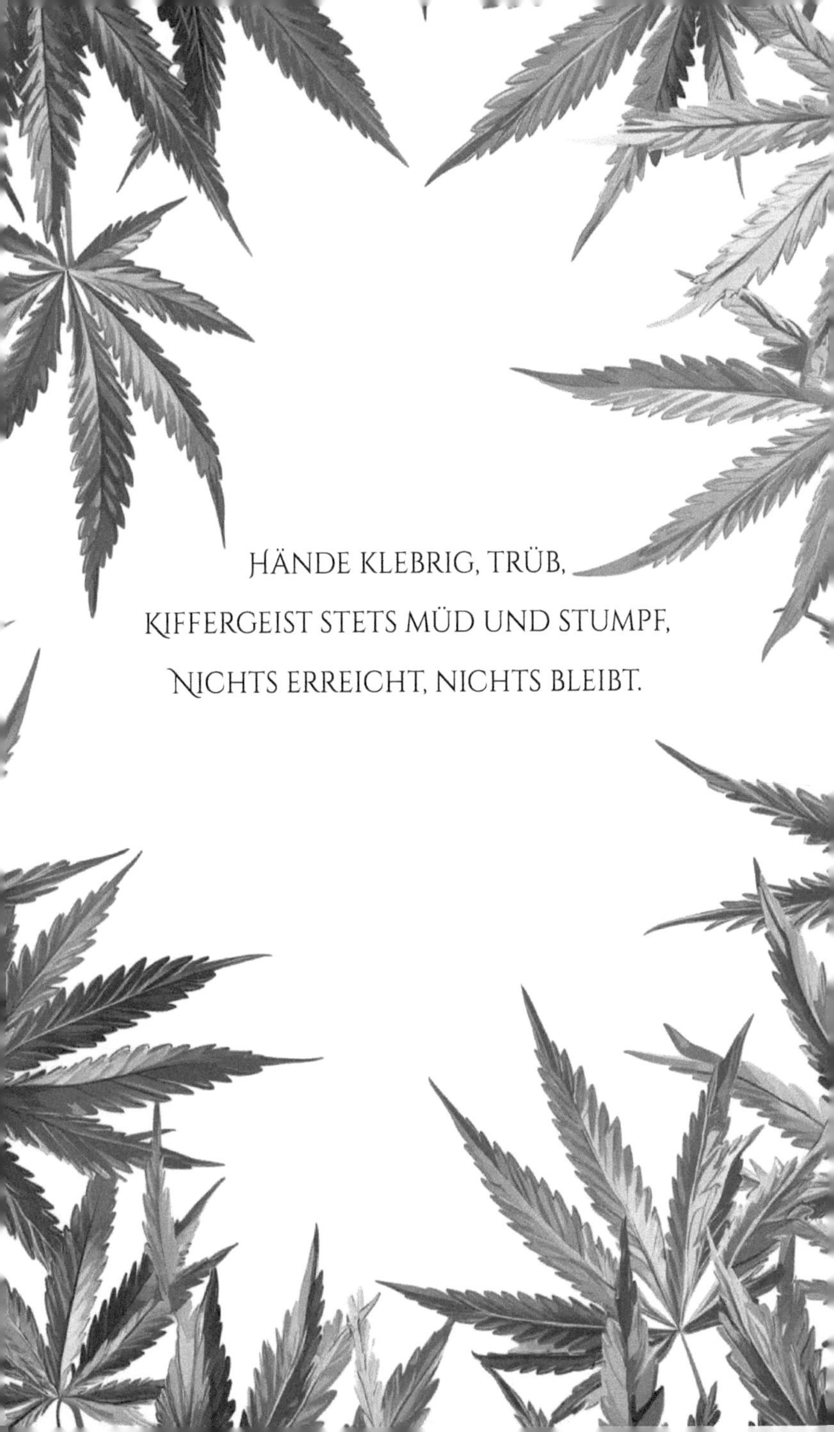

Hände klebrig, trüb,
Kiffergeist stets müd und stumpf,
Nichts erreicht, nichts bleibt.

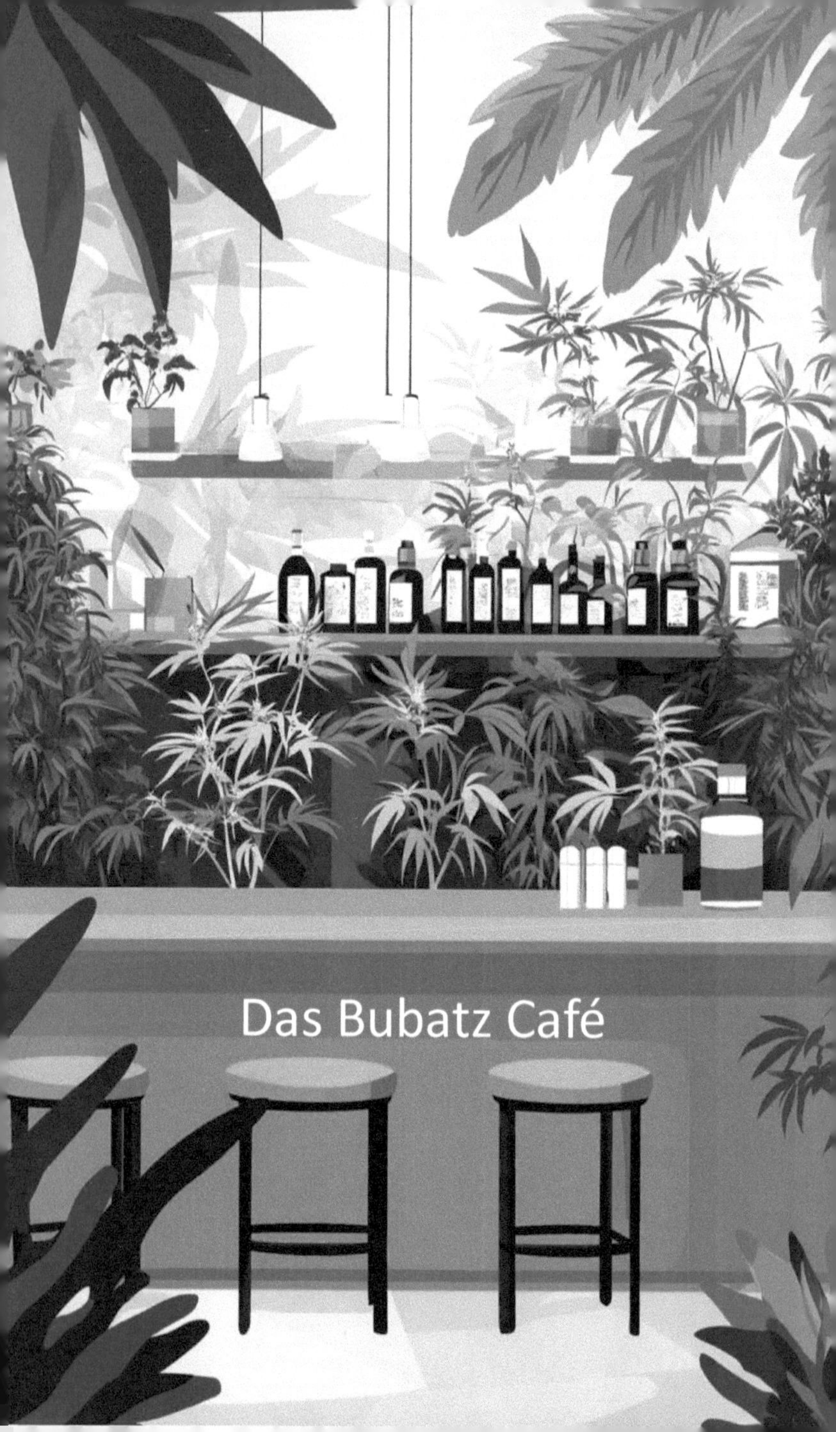
Das Bubatz Café

Kapitel 1: Der Größenwahn des Grasgartens

In der trüben Einöde von Niedergrün, einem Ort, der selbst an guten Tagen den Charme einer Steuererklärung versprühte, schmiedeten drei hoffnungslos naiv-vernebelte Gestalten einen Plan, der in die Annalen der Dummheit eingehen sollte. Tommy, Jessie und Kurt, die unheilige Dreifaltigkeit der Inkompetenz, hatten beschlossen, ihre eigene Version eines Wirtschaftswunders zu kreieren: ein Cannabis-Café namens „Grasgarten".

Tommy, der sich selbst als CEO bezeichnete – ein Titel, der in seinem Fall am ehesten für „Chief Erratic Operator" stand – schwadronierte enthusiastisch über ihr zukünftiges Imperium. „Leute, das wird der absolute Knaller! Wir machen alles mit Weed. Stellt euch vor, jeder Schluck Kaffee und jeder Bissen Kuchen bringt euch höher als der Fernsehturm!"

Seine Augen leuchteten vor Dummheit und Euphorie, während er Pläne skizzierte, die so haltbar waren wie ein Kartenhaus am Windstrand. Nichts an diesem Vorhaben war durchdacht. Keine

Marktforschung, kein Businessplan, keine Sicherheitsbewertungen. Nichts. Nur wilde Ideen, gefüttert von einem fortwährenden Rausch und dem unerschütterlichen Glauben, dass „High-Sein" eine Marktlücke sei.

Jessie, die Marketingspezialistin mit einem Abschluss von der Universität des Lebens – sprich: keinerlei formelle Bildung, sondern eine Überdosis YouTube-Tutorials – nickte eifrig. „Ja, und wir nennen es Grasgarten! Das klingt so öko, so gesund, so legal! Marketing-Genie, oder?"

Ihre Stimme überschlug sich fast vor Begeisterung, ein Zustand, der bei ihr üblicherweise eintrat, wenn ihr der Joint besonders gut bekommen war. Ihre „Marketingstrategien" bestanden größtenteils aus Instagram-Posts und Tweets, die so kohärent waren wie die Gedanken eines Goldfisches.

Kurt, der „Produktforscher", dessen Hauptqualifikation darin bestand, mehr Sorten Marihuana auseinanderhalten zu können als die meisten Botaniker Pflanzen, war für die „Qualitätskontrolle" zuständig. „Ich teste alles selbst. Mehrmals. Nur um sicherzugehen, versteht ihr? Sicherheit geht vor!", verkündete er mit einem Grinsen, das so breit war, dass es fast seine Ohren erreichte.

So begannen sie, ihr Café in einem alten Ladenlokal einzurichten, das sie mit der Ästhetik von jemandem, der glaubt, ein paar Hanfblätter und Rasta-Fahnen würden „Atmosphäre" schaffen, dekorierten. Gesetze? Regulierungen? Lizenzen? Das waren für sie Fremdwörter. „Das regelt sich alles von selbst, wenn wir erst mal offen haben", erklärte Tommy großzügig, während er einen weiteren Joint anzündete.

Das Ergebnis ihrer „harten Arbeit" war ein Café, das aussah, als hätte es eine direkte Verbindung zur Hölle – wenn die Hölle ein Ort wäre, an dem man schlechten Kaffee trinkt und Kuchen isst, die verdächtig nach Gras schmecken. Doch in ihren Augen war es das achte Weltwunder, ein sicherer Kandidat für den nächsten Hotspot in Niedergrün.

„Das wird der Beginn einer neuen Ära!", proklamierte Tommy, während er die Tür zum Grasgarten öffnete, bereit, die Welt zu erobern – oder zumindest den Teil davon, der genauso hirnverbrannt war wie sie.

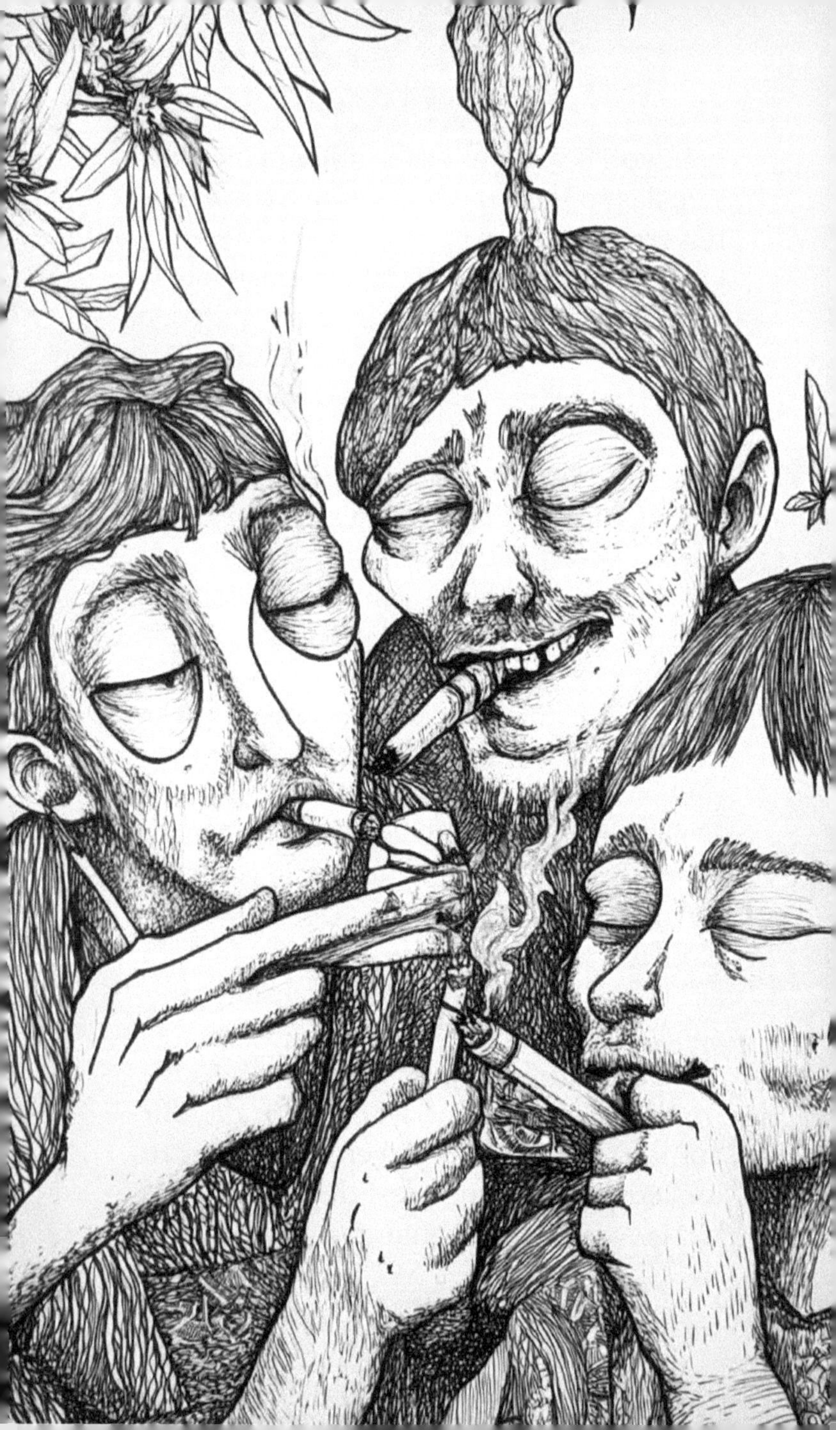

Welcher Kiffer-Typ bist du?

Nur zur Erinnerung: Alle diese Typen sind Verlierer.

- ☐ **Der „Dauer-High":** Stoned von früh bis spät, macht nichts außer Rauchen und Fernsehen. Weiß nicht mal mehr, welchen Tag wir haben.

- ☐ **Der „Stille Denker":** Glaubt, er sei schlauer, weil er high ist. In Wirklichkeit redet er unverständlichen Unsinn und löst keine seiner Lebensprobleme.

- ☐ **Der „Gelegenheitsloser":** Kifft nicht so oft, aber jedes Mal, wenn er es tut, vergisst er alles um sich herum. Schafft es nie, produktiv zu sein.

- ☐ **Der „Angeber-Kiffer":** Erzählt jedem, wie toll das Kiffen ist und wie entspannt er dadurch ist, während seine Wohnung wie ein Schlachtfeld aussieht.

Kapitel 2: Der katastrophale Eröffnungstag

Am Tag der Eröffnung von "Grasgarten", war das Chaos vorprogrammiert. Tommy, Jessie und Kurt, die sich selbst als revolutionäre Unternehmer sahen, hatten die Geschäftsführungskünste von drei betrunkenen Eichhörnchen. Das Lokal selbst sah aus, als hätte eine Horde Hippies im Rausch versucht, IKEA-Möbel ohne Anleitung aufzubauen.

Tommy, der sich in seiner Rolle als CEO sonnte, trug ein schmuddeliges T-Shirt mit dem Aufdruck „Legalize It", das aussah, als hätte es bessere Zeiten gesehen – ungefähr so wie seine Zukunftsaussichten. Er schwang eine Schere, um das Band zu durchtrennen, konnte sie jedoch kaum halten, da seine Hände vom vielen „Produkttesten" zitterten.

„Willkommen im Grasgarten, dem Paradies der Entspannung!", verkündete er mit einer Stimme, die mehr nach Rauchschwaden als nach Überzeugung klang. Die Handvoll Gäste, die es wagten, den Laden zu betreten, wurden von Jessie begrüßt, deren Augen so rot waren, dass man hätte schwören können, sie hätte gerade eine Zwiebelkonferenz besucht.

Kurt, der 'Produktforscher', stand hinter der Theke und sah aus, als wäre er der erste Kunde seiner eigenen Ware. „Probieren Sie unseren exklusiven High-biscus Tee", stotterte er, während er den Gästen eine bräunliche Brühe servierte, die eher nach verbotener Chemie als nach einem erfrischenden Getränk aussah.

Die Kunden, von Neugier getrieben und von Vernunft verlassen, probierten die seltsamen Kreationen. Ein Mann mittleren Alters, der einen Schluck vom sogenannten „Canna-Latte" nahm, begann plötzlich, in Zeitlupe zu nicken, als würde er zu einer unhörbaren Melodie grooven. Eine Frau, die einen „Ganja-Gugelhupf" gekostet hatte, starrte zehn Minuten lang auf eine unschuldige Topfpflanze, überzeugt, sie würde wachsen sehen.

„Ist das normal?", fragte eine besorgte Mutter, deren Teenager-Sohn nach einem Bissen in einen „Hash Brownie" begann, philosophische Fragen über die Existenz von Cerealien zu stellen.

„Absolut", antwortete Jessie mit einem Grinsen, das jede Menge Selbstgefälligkeit und null Verantwortungsbewusstsein ausstrahlte. „Das ist die natürliche Reise, die unser Café bietet. Eine echte Erweiterung des Geistes!"

Die Lage eskalierte schnell, als der lokale Polizeichef, der das Treiben mit zunehmender Besorgnis beobachtete, beschloss einzugreifen. „Das hier ist eine illegale Versammlung unter dem Einfluss kontrollierter Substanzen. Sie alle sind verhaftet!", erklärte er, während seine Beamten Handschellen klickten.

Tommy, der versuchte, seine Fassung zu wahren, rief: „Wir sind Pioniere! Sie können die Revolution nicht aufhalten!" Doch alles, was er erreichte, war ein gelangweiltes Augenrollen vom Polizeichef, der schon zu viele gescheiterte „Revolutionen" gesehen hatte. So endete der Eröffnungstag des Grasgartens nicht mit einem Knall, sondern mit einem Raunen und dem unverkennbaren Klang von Polizeisirenen. Die Grasgenies hatten es geschafft, die wohl kürzeste Geschäftsunternehmung in der Geschichte von Niedergrün zu führen – ein spektakulärer Flop, gespickt mit schlechten Entscheidungen und noch schlechteren Ausreden.

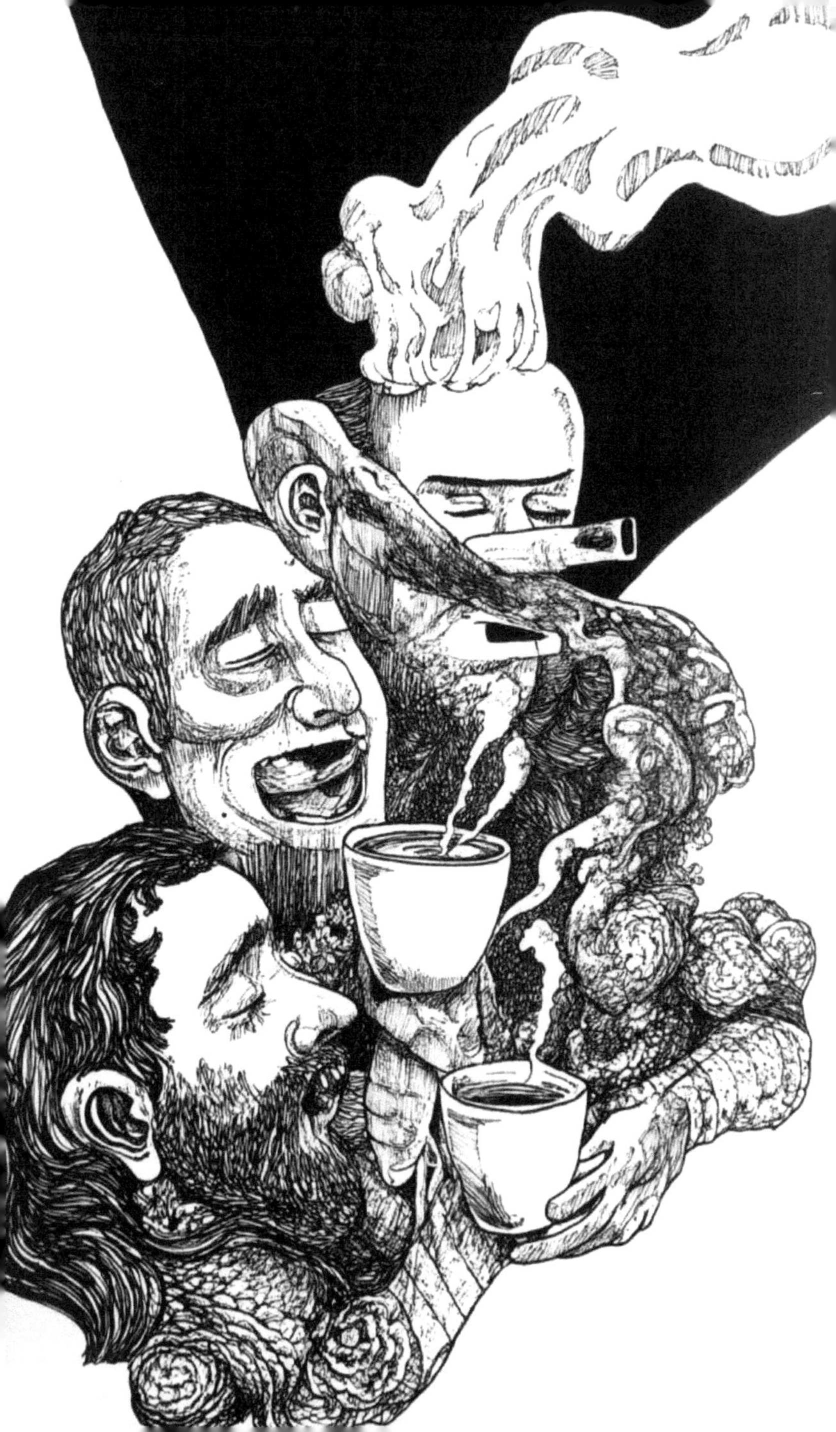

Dein Plan für die Zukunft: Schreib hier, was du alles erreichen willst, während du stoned bist

Für jede Sache, die du aufschreibst, die du NICHT hinbekommst, musst du dir selbst eine Watschn verpassen.

- ______________________________________

- ______________________________________

- ______________________________________

- ______________________________________

- ______________________________________

Tipp: Keine Sorge, die Zeilen werden wahrscheinlich leer bleiben. So wie dein Leben, wenn du weiterkiffst.

Kapitel 3: Die Razzia und die Reue

Nach der desaströsen Eröffnung, bei der der „Grasgarten" mehr einer Gefahrenzone glich als einem Café, war die Stimmung am Boden – buchstäblich, denn Tommy lag flach auf dem kalten Fliesenboden, umringt von Polizisten. Die Handschellen klickten um seine Handgelenke, während er sich noch immer als Märtyrer sah.

„Das ist Unterdrückung!", schrie er, als ein Polizist ihn hochzog. „Ihr könnt die Wahrheit nicht einsperren!"

Jessie, die versuchte, ihre Tränen mit einem tieferen Zug aus ihrem selbstgedrehten Trost-Joint zu verbergen, murmelte verschwörerisch: „Das ist es, was passiert, wenn man gegen das System kämpft. Die wollen nicht, dass wir frei sind."

Kurt, dessen Philosophie meist aus halbverdauten Slogans bestand, die er irgendwo aufgeschnappt hatte, nickte zustimmend, wobei sein Blick leer und verwirrt war. „Genau, das System hasst uns, weil wir anders denken. Weil wir den Leuten die Augen öffnen."

Während die drei in das Polizeiauto verfrachtet wurden, versammelten sich einige Schaulustige, darunter einige, die früher am Tag selbst Opfer der kulinarischen Katastrophen geworden waren. Anstatt Mitgefühl zu zeigen, gab es ein leises Murmeln der Zustimmung, als die Polizei die „Grasgärtner" abführte.

Im Polizeirevier wurden die drei getrennt voneinander in Verhörräume geführt. Tommy, der sich selbst immer noch als Anführer sah, versuchte den Beamten zu erklären, warum ihr Café eigentlich eine revolutionäre Idee war.

„Sehen Sie, wir haben nur versucht, die Gesellschaft zu verbessern. Cannabis ist eine Pflanze, ein Geschenk der Natur. Wir haben nur...", Tommy stockte, als der Beamte ihn mit einem ungläubigen Blick ansah.

„Ein Geschenk der Natur, das Sie ohne Lizenz und medizinische Überwachung verkauft haben? Wissen Sie, wie gefährlich das ist? Was, wenn jemand eine Überdosis davon erlitten hätte?", entgegnete der Beamte streng.

Jessie, in einem anderen Raum, schluchzte, während sie ihr Statement abgab. „Wir wollten doch nur helfen, wir wollten, dass die Leute sich entspannen. Alles ist so stressig heutzutage...“

Kurt, der kaum seinen eigenen Namen buchstabieren konnte, ohne zu stocken, brachte nur hervor: „Es sollte alles frei sein, Mann. Frei und einfach und... und schön.“

Nachdem die Realität der juristischen Konsequenzen zu dämmern begann, schwand die anfängliche Rebellion der Gruppe. Anstelle von revolutionären Parolen waren es jetzt Bitten um einen Anwalt und Anrufe bei besorgten Eltern, die das Trio aus der Patsche helfen sollten.

Als die Sonne unterging, saßen Tommy, Jessie und Kurt in der Zelle, jeder verloren in seinen Gedanken. Die Ironie, dass sie von dem System, das sie so verachteten, gerettet werden mussten, entging ihnen völlig. Stattdessen planten sie schon ihr nächstes „großes Ding“, denn Lektionen zu lernen schien schwieriger zu sein, als sie dachten.

In der klaren Nacht außerhalb des Polizeireviers summte das Leben weiter, unberührt und unbekümmert um die selbsternannten Rebellen, die dachten, sie könnten die Welt verändern, indem sie einfach

gegen jede Regel verstießen. Es war eine
harte Lektion in Verantwortung und Konsequenzen – eine Lektion, die in Niedergrün noch lange erzählt werden würde.

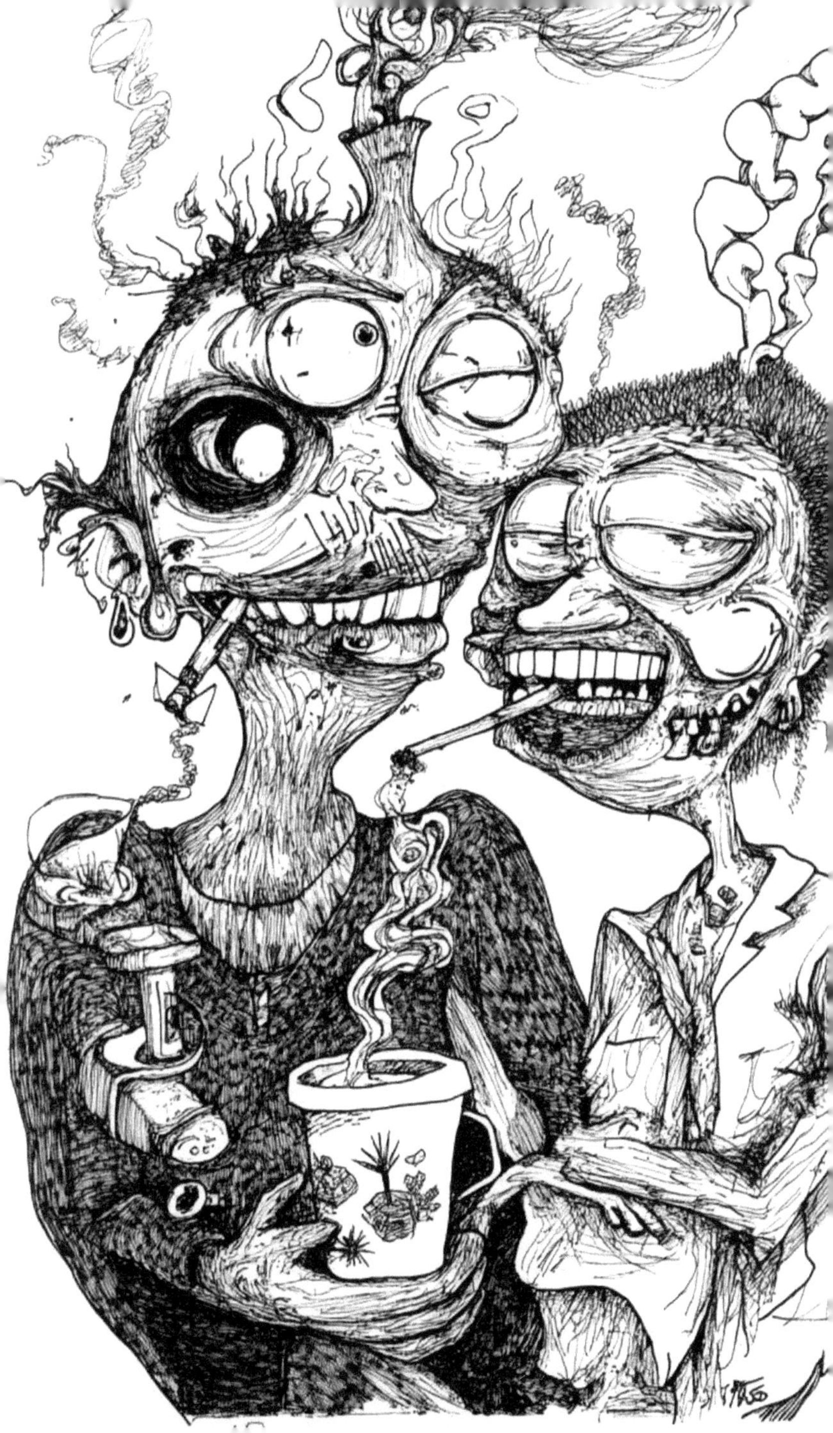

Male dein Gehirn aus, bevor und nachdem du gekifft hast

Vorher: Zeichne, wie dein Gehirn aussieht, wenn du klar denken kannst.

Nachher: Jetzt male, wie dein Gehirn aussieht, nachdem du die Bong angesetzt hast.

Tipp: Am besten einfach mit einem grauen Stift vollkritzeln, dann hast du's realistisch dargestellt.

Kapitel 4: Der Zusammenbruch der Hochträumer

Nach ihrer katastrophalen Eröffnung und der anschließenden Razzia saßen Tommy, Jessie und Kurt im Polizeirevier fest, jeder in einer eigenen Zelle, umgeben von der kahlen Realität ihrer Situation. Die Wände waren so trist und leer wie ihr Geschäftsplan, und die kühle, harte Bank in jeder Zelle bot so wenig Komfort wie ihre eigenen halbgebackenen Ideologien.

Tommy, dessen Selbstbild als revolutionärer Unternehmer so schnell zerbröselt war wie ein billiger Keks, hatte alle Mühe, seine Fassung zu bewahren. „Das ist alles nur ein Missverständnis", erklärte er dem desinteressierten Wärter, der ihn nur müde ansah, als wäre er eine besonders langweilige Episode einer schlechten Fernsehshow. „Wir sind Visionäre, keine Verbrecher. Wir haben versucht, die Welt zu verbessern, mit Natur und Freiheit und... und... Innovation!"

Jessie, die immer noch versuchte, ihre Tränen mit einem Stück Toilettenpapier zu trocknen, stimmte zu: „Ja, genau! Wir wollten nur, dass sich alle gut fühlen. Ist es ein Verbrechen, Glück zu verbreiten?"

Kurt, dessen Verstand bereits vor langer Zeit von einem dichten Nebel aus THC eingehüllt worden war, murmelte vor sich hin: „Mann, das System ist so kaputt. Sie verstehen nicht, Mann. Wir sind die Guten. Wir kämpfen für das Grün, für die Erde, für die... die... was war noch mal das Thema?"

Währenddessen hatte der diensthabende Beamte genug von ihren lächerlichen Ausreden. „Ihr habt gegen so ziemlich jede Vorschrift verstoßen, die es gibt. ‚Glück verbreiten', sagt ihr? Mehr wie Drogen verkaufen ohne jegliche Kontrolle oder Verantwortung. Ihr hättet jemanden umbringen können mit eurem ungetesteten Zeug!"

Als die Realität ihrer Lage allmählich durch den dichten Rauch ihrer Illusionen drang, begannen die drei, ihre „revolutionäre" Mission zu hinterfragen. Ihre hochfliegenden Träume von einem cannabisgeschwängerten Utopia waren nichts weiter als Luftschlösser, gebaut auf einem Fundament von Ignoranz und Selbstüberschätzung.

Die Nacht verging langsam, und mit jedem Tick der Stationsuhr sank ihre anfängliche Aufregung tiefer in ein Meer von Zweifeln und Selbstmitleid. Die kalten, harten Fakten ihres Scheiterns waren schwerer zu ignorieren als die Steuernachzahlungen, die sie nie geplant hatten.

Am nächsten Morgen wurden sie vor den Richter geführt, der sie mit einer Mischung aus Mitleid und Frustration ansah. „Ihr drei habt wirklich gedacht, ihr könntet einfach ein Drogengeschäft unter dem Deckmantel eines Cafés führen? Ohne Lizenzen, ohne medizinische Überwachung, ohne jegliches Verständnis für die Gesetze oder die Konsequenzen eurer Handlungen?"

Tommy, der immer noch versuchte, sein zerstörtes Ego zu retten, begann eine flammende Verteidigungsrede: „Wir sind keine Verbrecher! Wir sind Innovatoren! Wir sind..."

„Ihr seid Idioten", unterbrach ihn der Richter trocken. „Und jetzt werdet ihr die Konsequenzen tragen. Ich hoffe, ihr lernt etwas daraus. Vielleicht etwas über Verantwortung. Oder zumindest, wie man einen Geschäftsplan schreibt, der mehr Substanz hat als euer Gras."

Mit diesen Worten verurteilte er sie zu gemeinnütziger Arbeit und einer Geldstrafe, die ihre ohnehin schon leeren Taschen noch weiter belasten würde. Als sie aus dem Gerichtssaal geführt wurden, war klar, dass ihre Tage als „Grasgärtner" vorbei waren. Was zurückblieb, waren nur die Erinnerungen an ihren grandiosen Fehlschlag und die bittere Erkenntnis, dass ihre „revolutionäre" Idee nichts weiter war als eine Rauchwolke – kurzlebig und letztlich substanzlos.

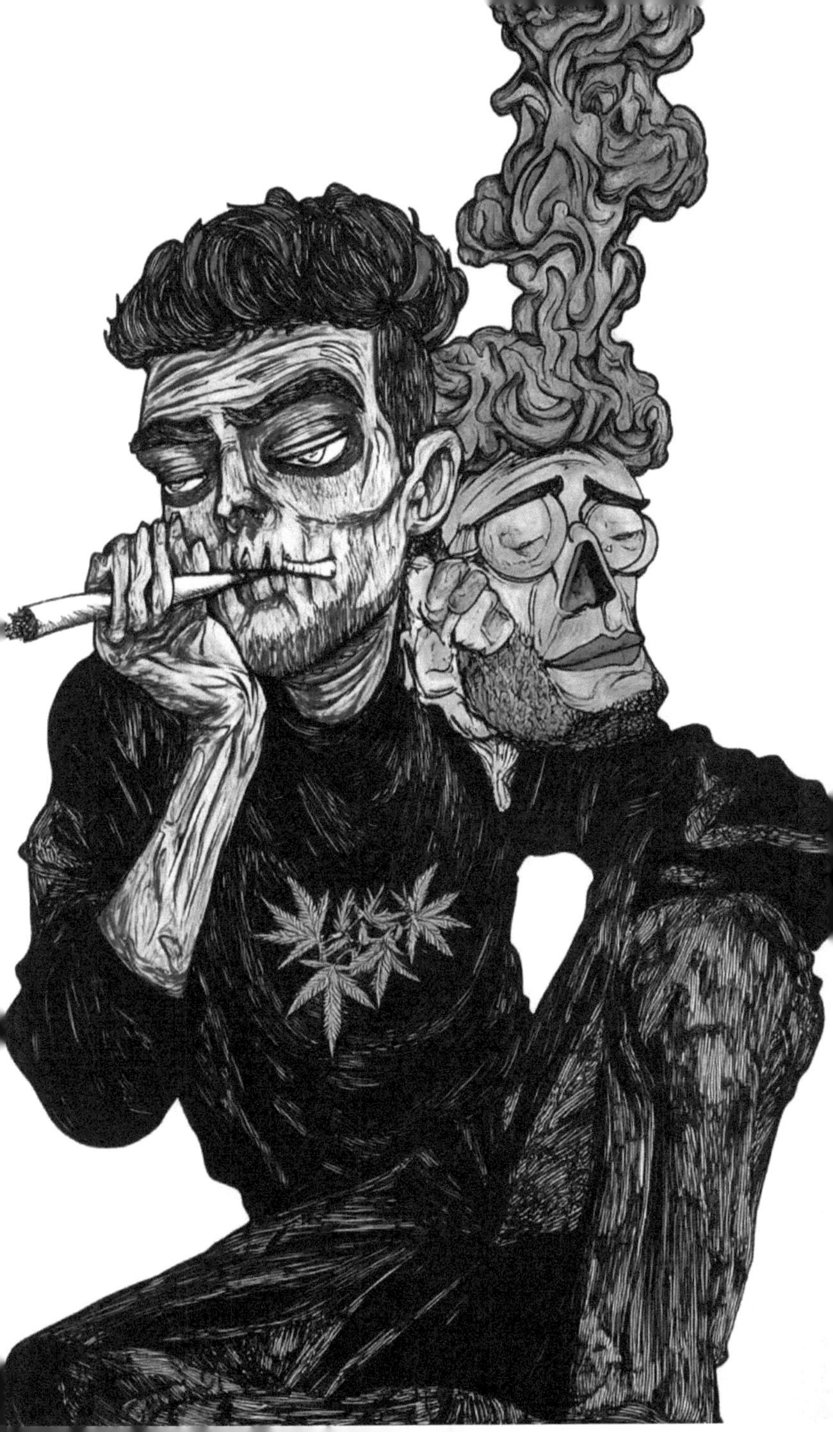

Die Kiffer-Entschuldigungen

Schreib hier die besten Ausreden auf, die du benutzt hast, um dein Kiffen zu rechtfertigen. Bonuspunkte, wenn du sie nicht mal mehr selbst glaubst.

- „Heute rauch ich nur, weil

_____________________________________"

- „Ich brauch das Gras, um

_____________________________________"

- „Es hilft mir voll bei

_____________________________________"

Extra-Challenge: Kreise die Ausrede ein, die am meisten Bullshit ist. Wahrscheinlich alle.

Kapitel 5: Der groteske Plan B

Nach ihrer demütigenden Gerichtsverhandlung und der harschen Verurteilung zu gemeinnütziger Arbeit sammelten sich Tommy, Jessie und Kurt in Jessies verwohnter Wohnung, um ihr weiteres Vorgehen zu beraten. Die Wände waren tapeziert mit verschwommenen Bob Marley-Postern und der Duft von verbranntem Weihrauch hing schwer in der Luft.

"Leute, wir lassen uns doch nicht von so einem kleinen Rückschlag unterkriegen, oder? Wir sind Innovatoren! Visionäre!" Tommy schwang wild seine Arme, als wollte er imaginäre Gegner niederringen. Sein Gesichtsausdruck war so ernst, dass es schon wieder komisch war.

"Genau, Tommy! Das System kann uns vielleicht runterziehen, aber es kann uns nicht stoppen!" Jessie stimmte ihm zu, ihre Augen blitzten vor naiver Entschlossenheit. Sie saß auf einem zerschlissenen Sitzsack, der aussah, als hätte er schon bessere Tage gesehen – genau wie ihre Zukunftsaussichten.

Kurt, der in der Ecke der Couch saß und gedankenverloren an einem neuen Joint zog, nickte langsam. "Wir brauchen einen Plan B. Etwas Größeres, Besseres... Etwas, das so durchschlagend ist, dass es... ähm... durchschlägt!"

Die drei Freunde grübelten, jeder in seinem eigenen Nebel aus Unwissenheit und Selbstüberschätzung. Dann hatte Jessie eine ihrer berüchtigten "Highdeas".

"Was ist, wenn wir nicht nur ein Café machen, sondern ein ganzes... ähm... Erlebniszentrum! Mit Yoga, Meditation und natürlich – unserem speziellen Gras!" Ihre Augen leuchteten, als sie die Worte aussprach, als wäre sie gerade auf die Lösung aller ihrer Probleme gestoßen.

Tommy sprang auf, begeistert von der Idee. "Ja! Ein spirituelles Retreat! Wir könnten es 'GrünSein' nennen! Es ist perfekt. Wir bieten Entspannung und Erleuchtung an – und das alles, natürlich, mit einem kleinen 'grünen' Extra!"

Kurt hustete, als er versuchte, seinen Beitrag zu leisten. "Und wir könnten sagen, es ist für medizinische Zwecke! Medizinische... Meditation! Niemand kann etwas gegen Medizin haben, richtig?"

Die Idee schien in ihren Köpfen absurd genug, um zu funktionieren. Sie ignorierten geflissentlich, dass keiner von ihnen über die geringsten Kenntnisse in Medizin oder Therapie verfügte, geschweige denn eine Lizenz für medizinisches Cannabis. Ihr Plan basierte auf der gleichen Logik, die ihr erstes Unternehmen in den Sand gesetzt hatte – keine.

Während sie ihre Pläne schmiedeten, wurden ihre Gespräche immer wirrer und ihre Ideen immer unrealistischer. Sie sprachen von Farbtherapie mit Hanflichtern, Akupunktur mit „magischen" Cannabisnadeln und Aromatherapie mit einem „ganz speziellen" Grasduft.

Die Vorstellung, dass sie tatsächlich einen therapeutischen Mehrwert bieten könnten, ohne jegliche Ausbildung oder Berechtigung, wäre für jeden Außenstehenden lächerlich gewesen. Aber für Tommy, Jessie und Kurt war es der nächste logische Schritt auf ihrem Weg zu Ruhm und „revolutionärem" Erfolg.

In ihrer grenzenlosen Naivität und mit einem unerschütterlichen Glauben an ihre halbgebildeten Ideen planten sie die Eröffnung von „GrünSein", völlig blind für die rechtlichen, ethischen und logistischen Probleme, die sie unweigerlich erwarten

würden. Es war, als ob sie beschlossen hatten, sich nicht nur metaphorisch, sondern
auch buchstäblich in die Lüfte zu erheben
– ohne Flügel, ohne Plan und, wie immer,
ohne einen Hauch von Realitätssinn.

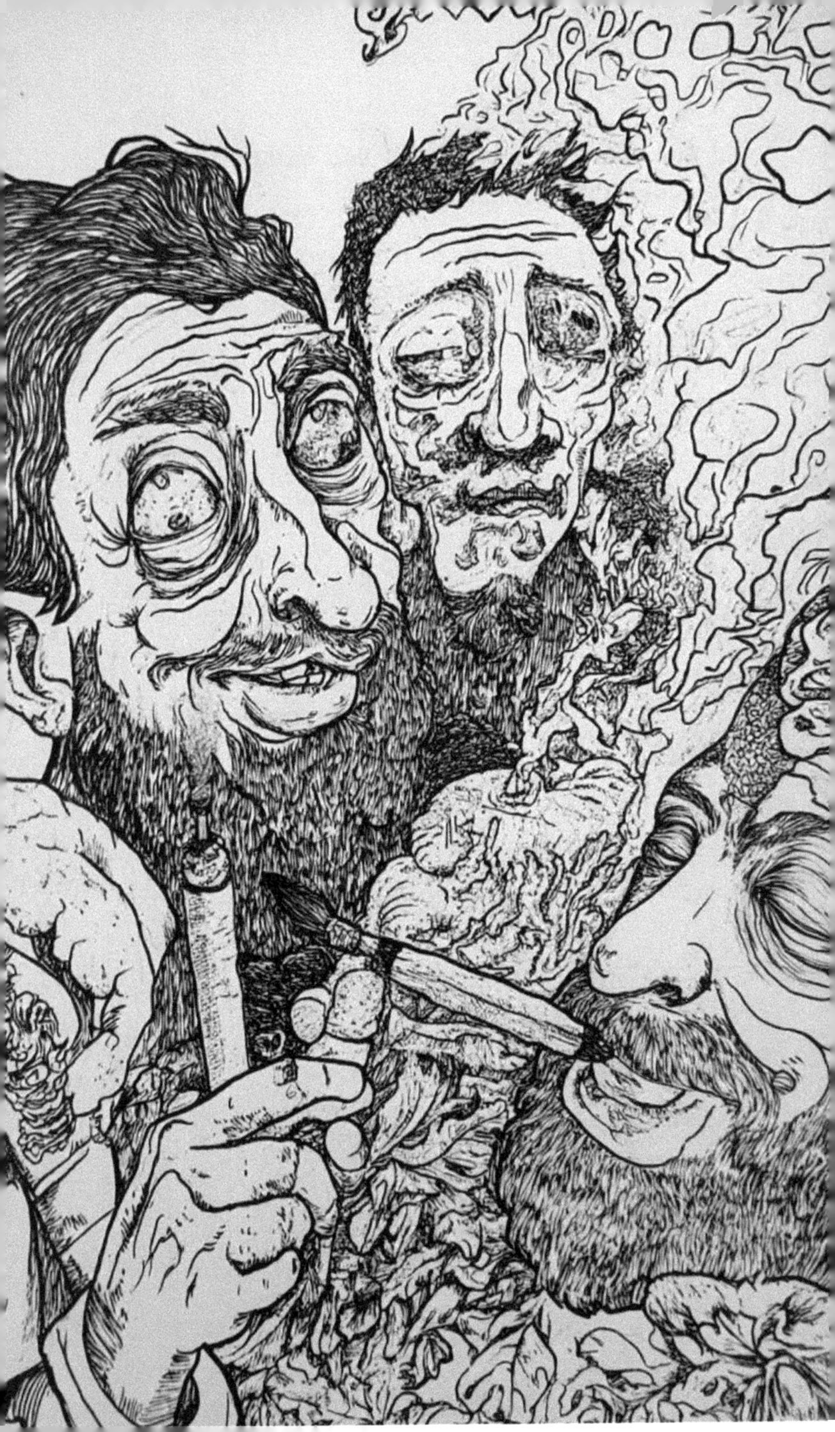

Das Kiffer-Lebensprotokoll: Was hast du heute alles NICHT geschafft?

Schreib alles auf, was du heute tun wolltest, aber nicht gemacht hast, weil du zu high warst:

- ____

- ____

- ____

- ____

Tipp: Wenn du nichts aufschreibst, heißt das nicht, dass du produktiv warst. Es bedeutet einfach, dass du nichts mehr im Kopf hattest.

Kapitel 6: Der Wahnsinn von Grün-Sein

Das so genannte spirituelle Retreat „GrünSein" begann weniger als eine Erleuchtung und mehr als eine Verirrung. Tommy, Jessie und Kurt, ausgestattet mit mehr Dummheit als Sinn, machten sich daran, ihr neues Unternehmen zu eröffnen, eine Einrichtung, die auf den fragwürdigen Säulen von Unwissenheit und Hochmut ruhte.

Die Eröffnung von GrünSein war ein Fest des Irrsinns. In einem alten, heruntergekommenen Lagerhaus, das sie mit bunten Tüchern und billigen LED-Lichtern „dekoriert" hatten, um es „spirituell" wirken zu lassen, begrüßten sie ihre Gäste. Diese ahnungslosen Seelen, gelockt durch Versprechungen von Entspannung und spiritueller Erneuerung, wussten nicht, dass sie Teil eines Experiments waren, das so stabil war wie ein Kartenhaus im Sturm.

Tommy, der selbst ernannte Guru, trug eine abgenutzte Robe, die aussah, als hätte er sie aus einem Secondhand-Laden für abgelegte Halloween-Kostüme. Er schwang eine Räucherpfanne, aus der mehr Rauch als Weisheit kam, und begann die „Zeremonie" mit einer Rede, die so hohl war, dass sie Echo erzeugte.

„Willkommen, ihr Suchenden, im Grün-Sein, wo ihr eure innere Harmonie durch die heiligen Kräuter der Natur finden werdet", verkündete er mit einer feierlichen Stimme, die eher an einen schlechten Schauspieler erinnerte als an einen spirituellen Führer.

Jessie, verantwortlich für die „medizinischen" Behandlungen, führte ihre „Cannabis-Akupunktur" durch, bei der sie versuchte, normale Akupunkturnadeln zu verwenden, die sie kurzerhand in THC-Öl getaucht hatte. „Das wird alle Blockaden lösen und eure Energiebahnen freisetzen", erklärte sie, während sie die Nadeln mit zittrigen Händen setzte, was mehr Schreie als Erleuchtung auslöste.

Kurt, immer der Praktiker, bot „Canna-Yoga" an, eine Klasse, bei der er die Teilnehmer anleitete, in verschiedenen Posen zu verharren, während er dichten Rauch um sie herumblies. „Atmet tief ein, Freunde. Lasst das heilige Kraut seine Arbeit tun", sagte er, während er einen überdimensionalen Joint rauchte.

Die Realität ihrer Unternehmung war so verzerrt wie ihre Verständnis von Gesundheit und Sicherheit. Gäste verließen die Sessions verwirrter und benebelter, als sie gekommen waren, einige von ihnen beschwerten sich über Kopfschmerzen, Übelkeit und ein allgemeines Gefühl des Betrugs.

Die lokalen Behörden, alarmiert durch Berichte besorgter Bürger, schritten schnell ein. Als sie GrünSein erreichten, fanden sie eine Szene vor, die eher einem schlecht organisierten Rave als einem heilenden Retreat glich.

Die folgende Razzia war schnell und gnadenlos. Tommy, Jessie und Kurt, die in ihrem selbstgeschaffenen Nebel der Verblendung schwelgten, konnten nur zuschauen, wie ihre zweite „revolutionäre" Unternehmung zerfiel.

„Aber wir haben nur versucht, zu helfen!", jammerte Tommy, als die Polizei ihn abführte, immer noch in seiner billigen Robe, die jetzt eher wie das Symbol seiner Torheit wirkte.

Jessie weinte, während sie ihre „medizinischen" Utensilien in eine Kiste packte, und Kurt, der immer noch versuchte, den

Raum zu „reinigen", wurde sanft, aber bestimmt, zur Tür geleitet.

So endete das Kapitel GrünSein, nicht mit einem Knall der Erleuchtung, sondern mit dem Wimmern der Inkompetenz. Es war eine Lehrstunde in Dummheit und Selbstüberschätzung, ein lebendiges Beispiel dafür, dass gute Absichten ohne Wissen und Verantwortung nichts weiter sind als der Stoff, aus dem Katastrophen sind.

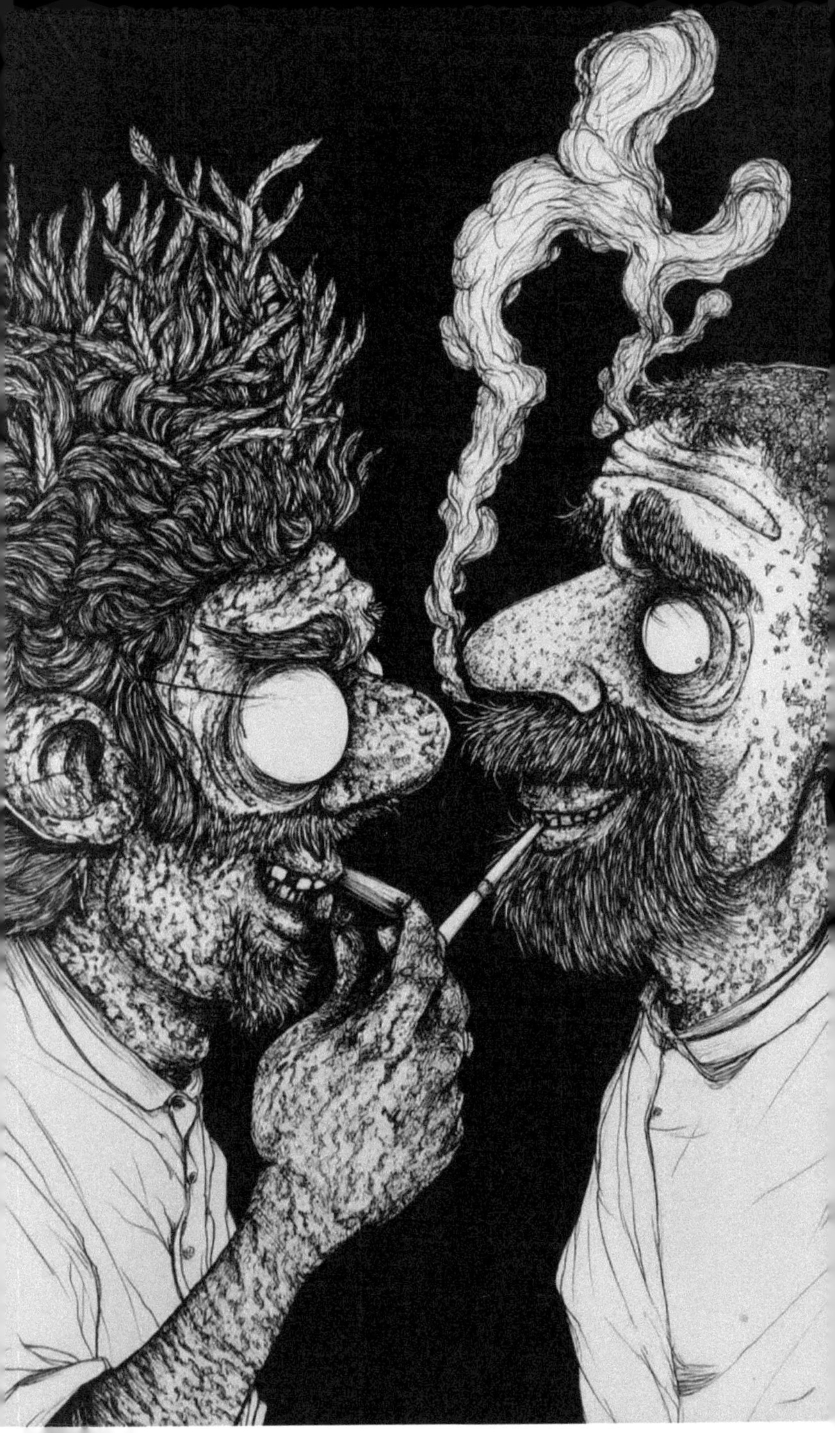

Male dein perfektes, drogenfreies Leben

Zeichne, wie dein Leben aussehen würde, wenn du die Finger vom Gras lassen könntest. Jobs? Beziehungen? Erfolg? Alle Sachen, die du dir noch vorstellen kannst, bevor die nächste Bong in deinen Gedanken alles zerschießt.

Kapitel 7: Der Zirkus im Gerichtssaal

Nach der peinlichen Razzia und der darauffolgenden Verhaftung standen Tommy, Jessie und Kurt vor Gericht, in einer erbärmlichen Parodie dessen, was sie einst für eine Revolution hielten. Der Gerichtssaal, ein Ort der Würde und des Gesetzes, wurde bald zum Schauplatz einer grotesken Posse.

Tommy, der Anführer der Dilettanten, trat als erster vor den Richter. „Euer Ehren, das ist alles Bullshit! Wir haben niemanden verletzt, wir wollten nur ein bisschen Frieden verbreiten! Dieses verdammte System will uns klein halten!"

Jessie, nicht weniger aufgebracht, mischte sich ein: „Ja, Mann! Wir wollten nur den Leuten zeigen, dass Gras der Weg zur Freiheit ist! Aber diese Spießer hier wollen uns fertig machen!"

Kurt, dessen geistige Verwirrung in diesem Moment ihren Höhepunkt erreichte, stieß hervor: „Ihr kaputten Bastarde checkt's einfach nicht! Gras ist das Heilmittel für alles, Mann! Ihr seid alle nur Marionetten des Systems!"

Der Richter, ein älterer Herr mit viel Geduld und wenig Verständnis für ihre Ausreden, hob die Hand. „Ruhe im Saal! Ihr drei habt gegen das Gesetz verstoßen und die Gesundheit anderer gefährdet. Ihr werdet euch für eure Taten verantworten müssen."

Tommy, der seine Fassung verlor, brüllte: „Ihr seid alle nur verdammte Marionetten der Kapitalisten! Ihr wollt uns unterdrücken, weil wir die Wahrheit kennen!"

Der Staatsanwalt, der solche Tiraden schon oft genug gehört hatte, antwortete trocken: „Die einzige Wahrheit hier ist, dass ihr ohne Lizenz und ohne jede Rücksicht auf die Gesundheit anderer operiert habt. Eure Ignoranz und euer Unverstand sind das Problem."

In dem Moment, als ihnen klar wurde, dass ihre „Verteidigung" ins Leere lief, begannen sie, sich gegenseitig die Schuld zuzuweisen.

„Das ist alles deine Schuld, Tommy!", fauchte Jessie. „Du hast uns in diese Scheiße geritten mit deinen dämlichen Ideen!"

„Halt die Klappe, Jessie!", keifte Tommy zurück. „Du warst diejenige, die die ganze Zeit nur geredet und nichts getan hat!"

Kurt, der versuchte, irgendwie dazwischen zu kommen, rief: „Ihr seid beide schuld, verdammte Idioten! Ich hab gesagt, wir sollten aufpassen, aber ihr hört ja nie auf mich!"

Der Richter versuchte erneut, Ruhe herzustellen: „Das reicht jetzt!"

Doch es war zu spät. In ihrer Wut und Verzweiflung stürzten sich Tommy und Jessie aufeinander, Schimpfwörter flogen durch den Raum wie Giftpfeile. „Du nutzloser Penner!", schrie Jessie, als sie Tommy an den Haaren zog.

„Du bist die verdammte Schlampe, die alles kaputt macht!", brüllte Tommy zurück, während er versuchte, sich zu wehren.

Kurt, der zunächst nur zugesehen hatte, ließ sich von der Stimmung anstecken und stürzte sich ebenfalls in die Prügelei. „Ihr seid alle verfickte Verräter!", schrie er und begann, wahllos um sich zu schlagen.

Der Gerichtssaal verwandelte sich in ein Schlachtfeld, während die Zuschauer, die Polizisten und sogar der Richter versuchten, die tobenden Kiffer auseinander zu bringen. Es war ein erbärmlicher Anblick – drei gescheiterte Existenzen, die sich in ihrer Verzweiflung gegenseitig zerfleischten.

Nachdem die Ordnung endlich wiederhergestellt war, standen Tommy, Jessie und Kurt blutig und keuchend da, eine lebende Karikatur ihres eigenen Versagens. Der Richter, der sichtlich die Nase voll hatte, sprach das Urteil.

„Ihr werdet zu gemeinnütziger Arbeit und einer Geldstrafe verurteilt. Vielleicht lernt ihr dabei etwas über Verantwortung und Respekt – aber ehrlich gesagt, zweifle ich daran."

Die drei wurden abgeführt, unfähig, ihre Niederlage zu begreifen. Sie hatten sich selbst verraten und ihre Freundschaft in einem Anfall von Wahnsinn zerstört. In diesem Moment wurde klar: Kiffer mögen vom Frieden reden, aber in der Realität waren sie nicht mehr als ein Haufen verlogener, selbstsüchtiger Schwachmaten, die weder für sich selbst noch füreinander sorgen konnten.

„Was war der dümmste Gedanke, den du hattest, während du high warst?"

Füll die Zeilen mit den dümmsten Gedanken und Ideen, die dir jemals gekommen sind, während du stoned warst. Kreise die peinlichste aus.

- ____

- ____

- ____

- ____

Extra-Aufgabe: Frag dich mal, ob du in dem Moment ernsthaft dachtest, das wäre schlau.

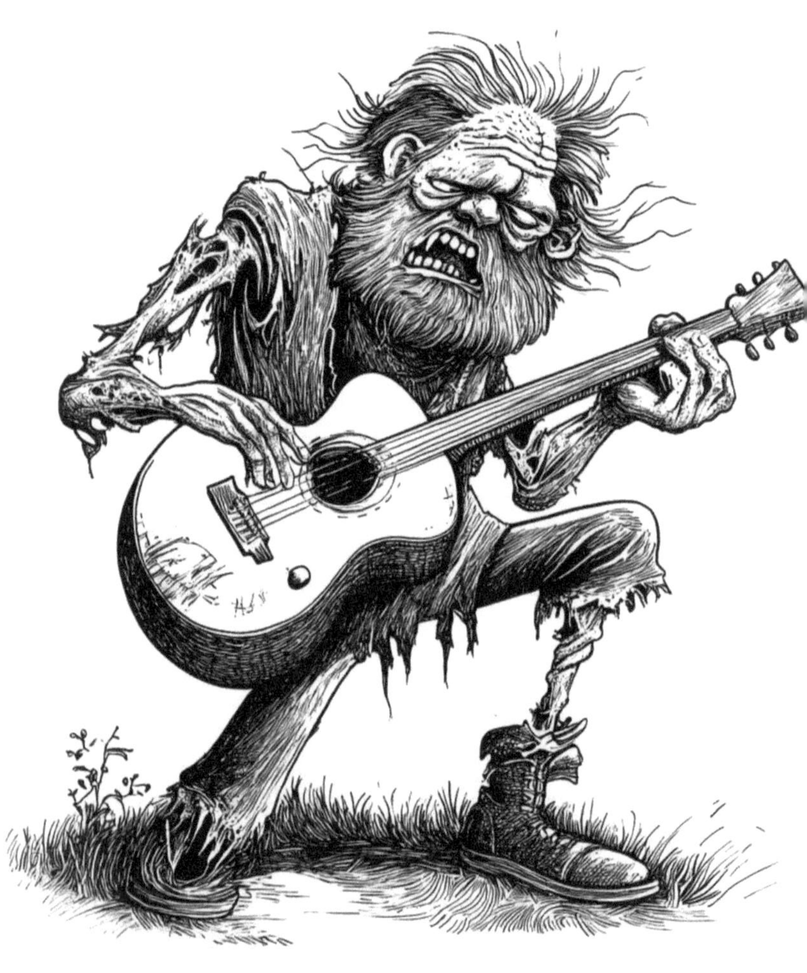

Kapitel 8: Das bittere Ende der Grasgenies

Nachdem sie die Gemeinnützigkeitsarbeit angetreten hatten, schien das Leben von Tommy, Jessie und Kurt in eine endlose Schleife von Misserfolgen und zunehmender Abhängigkeit zu geraten. Das Cannabis, das sie so verehrten, wurde ihr Fluch, ihr Tod. Das Schicksal wartete nicht lange, um sie in seine finsteren Arme zu schließen.

Tommy, der nie gelernt hatte, Grenzen zu akzeptieren, begann, sich stärkeres und gefährlicheres Marihuana zu besorgen. Er experimentierte mit selbstgemachten Edibles, die so potent waren, dass sie eine Elefantenherde umhauen könnten. Eines Nachts, während er in seiner Küche stand und einen besonders starken „Space-Brownie" probierte, verlor er das Bewusstsein. Der Ofen blieb an, und bald stand die ganze Wohnung in Flammen. Die Feuerwehr fand ihn später, tot, erstickt vom Rauch und dem eigenen Übermut.

Jessie, die meinte, dass Weed der einzige Weg zur Selbstverwirklichung sei, beschloss, ihren Körper vollständig der

„Grünheit" zu widmen. Sie begann, extrem starke THC-Öle zu verwenden, die sie nicht richtig dosieren konnte. Ein schrecklicher Fehler führte zu einer Überdosis, die ihre Atemwege lähmte. Jessie starb alleine in ihrem Zimmer, erstickt, bevor sie überhaupt realisieren konnte, dass ihre „Selbstverwirklichung" sie ins Grab geführt hatte.

Kurt, der immer der praktischste der drei war, jedoch mit dem praktischen Verstand einer Schnecke ausgestattet, kam auf die glorreiche Idee, seine eigene Marihuanapflanzung im Keller zu betreiben. Ohne Wissen über Belüftung oder richtige Pflege installierte er Heizlampen, die schließlich einen elektrischen Kurzschluss verursachten. Kurt wurde von einer herunterstürzenden Lampe getroffen und verbrannte bei lebendigem Leibe, bevor jemand eingreifen konnte.

Diese grotesken und absurden Tode waren ein düsteres Schlusskapitel im Leben der drei Möchtegern-Revolutionäre. Ihre Träume von Freiheit und Selbstverwirklichung endeten in Albträumen, die ihnen keine Flucht ließen. Der gemeinsame Nenner all ihrer Tode war das, was sie so vergöttert hatten – das Cannabis, das ihnen mehr versprach, als es jemals halten konnte.

Die Nachricht von ihren tragischen Enden verbreitete sich schnell in Niedergrün. Die Bewohner, die ihre Eskapaden von Anfang an misstrauisch beobachtet hatten, sahen darin eine Warnung. Die einstigen „Grasgenies" wurden zur abschreckenden Legende, die Eltern ihren Kindern erzählten, um sie vor den Gefahren des Drogenkonsums zu warnen.

Und so blieb das Vermächtnis von Tommy, Jessie und Kurt ein düsteres Märchen von Ignoranz, Überheblichkeit und dem fatalen Trugschluss, dass man den Regeln des Lebens entkommen könnte. Sie waren nicht nur Opfer ihrer eigenen Dummheit geworden, sondern auch des Stoffes, den sie für ihre Rettung hielten. Die bittere Ironie ihrer Existenz blieb als Warnung bestehen: Wer sich in den Nebel des Rausches begibt, riskiert, nie wieder herauszufinden – und endet vielleicht auf die absurdeste und tragischste Weise.

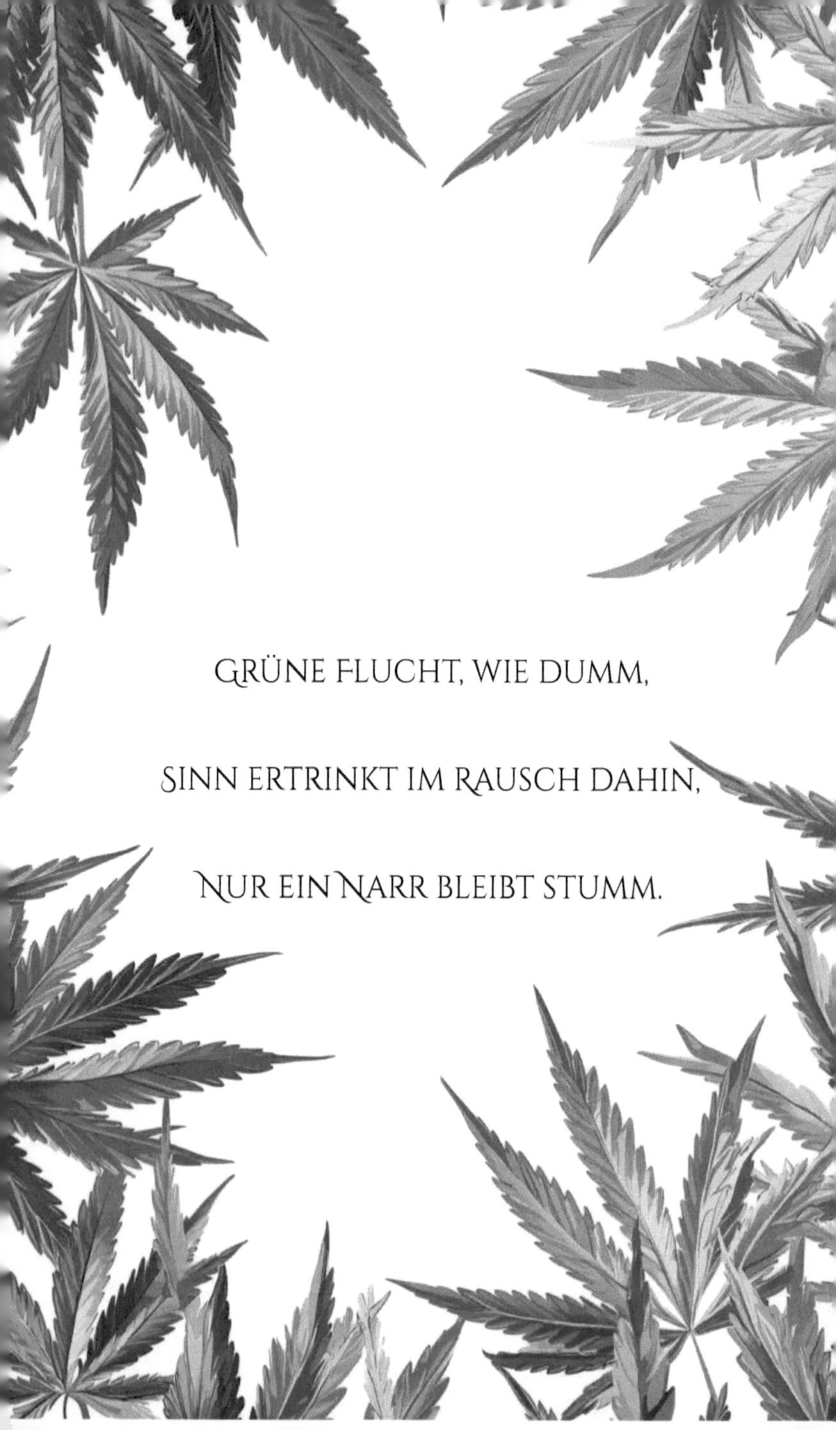
GRÜNE FLUCHT, WIE DUMM,

SINN ERTRINKT IM RAUSCH DAHIN,

NUR EIN NARR BLEIBT STUMM.

9. Kiffer-Karriere-Planer: Was willst du eigentlich mal erreichen?

Füll die Tabelle aus, indem du ehrlich bist, was deine Zukunftspläne sind. Dann kreuze an, ob du sie jemals erreicht hast.

Ziel	Hab ich geschafft? (ja/nein)	Warum nicht? (kurze Erklärung)
Einen festen Job finden	[ ] Ja [ ] Nein	____________________
Geld für eine eigene Wohnung sparen	[ ] Ja [ ] Nein	____________________
Mit Freunden klarkommen, ohne high zu sein	[ ] Ja [ ] Nein	____________________

Tipp: Wenn die meisten Antworten „Nein" sind, dann solltest du mal darüber nachdenken, was bei dir falsch läuft.

Die Piss-Therapie

In einer verschlafenen, abgefuckten Stadt, in der die Hälfte der Bevölkerung zu stoned war, um überhaupt zu merken, dass sie lebten, tauchte eines Tages ein schmieriger Typ auf. Sein Name war „Manni der Heiler", ein windiger Vogel mit fettigen Haaren und einem Grinsen, das aussah, als würde er selbst nur zur Hälfte an dem Scheiß glauben, den er von sich gab. Manni behauptete, er hätte das ultimative Rezept für geistige Klarheit und körperliche Gesundheit gefunden – die „Piss-Therapie".

„Leute, ihr braucht nichts als euer eigenes Pisswasser!", predigte er auf dem Marktplatz, während er seine abgenutzte Bong hochhielt wie eine verdammte Wunderlampe. „Ihr nehmt eure Pisse, mischt sie mit ein bisschen Haschisch, rührt das ordentlich durch, und zack – Smoothie des Lebens! Ihr werdet euch fühlen, als hättet ihr die Erleuchtung direkt durch eure Harnröhre gezogen, Alter!"

Die Kiffer, die schon längst jeden Sinn für Realität und Hygiene verloren hatten, fanden die Idee fantastisch. „Klingt mega

bio, Alter!", „Ja, voll natürlich und so!",
brüllten sie begeistert, als ob ihnen gerade
das Geheimnis des Lebens auf einem Sil-
bertablett serviert worden wäre. Und so
fingen sie an, ihre eigene Pisse in bunte Becher zu füllen, ein bisschen Gras reinzubrö-
seln, und die widerliche Brühe zu schlür-
fen, als wäre es das Gourmet-Erlebnis des
Jahrhunderts.

Natürlich ging das nicht lange gut. Innerhalb weniger Stunden fingen die ersten
Leute an, krampfartig zu kotzen, als würden sie versuchen, ihre Eingeweide umzu-
krempeln. „Scheißegal, Mann, das ist der
Körper, der sich entgiftet", röchelte einer
von ihnen, während er sich über einen
Mülleimer beugte und seine letzte Mahl-
zeit als bräunlich-grünen Schleim heraus-
würgte. „Heißt nur, dass es wirkt!"

Bald gab es in der ganzen Stadt „Piss-
High"-Partys, bei denen die Kiffer mit ihren eigens kreierten „Smoothies" anstie-
ßen. Es war ein Anblick für die Götter:
Überall standen Leute herum, die in Plas-
tikbechern ihre eigene Pisse hochhielten,
und alle grinsten dabei wie Idioten, die gerade den ersten Platz bei der „Wer ist am
dümmsten"-Challenge gewonnen hatten.

Aber das war erst der Anfang.

„Ey, ich hab meine Pisse zwei Tage lang in der Sonne stehen lassen, und jetzt knallt der Smoothie richtig rein!", prahlte einer, während seine Freunde beifällig nickten. „Alter, das ist wie Gärung und so, voll fermentiert!"

„Ey, ich hab das auch gemacht, aber ich hab noch ein paar Tropfen Wodka reingemischt, für den extra Kick!", brüllte ein anderer und nahm einen tiefen Schluck.

Es dauerte nicht lange, bis die Stadt zu einem übelriechenden Massenkrankenhaus wurde. Leute lagen auf den Gehwegen und krümmten sich vor Schmerzen, andere saßen auf Kloschüsseln und stöhnten, als würden sie versuchen, Dämonen aus ihren Ärschen zu vertreiben. „Oh Gott, ich pinkel Blut!", schrie jemand aus einer schäbigen Toilette, während die anderen draußen nur müde mit den Schultern zuckten. „Ja, das ist halt der Detox-Effekt. Manni hat gesagt, das geht vorbei."

Doch das Schlimmste kam noch. Einige der besonders enthusiastischen Piss-Gourmets hatten angefangen, ihre „Smoothies" wochenlang in verschlossenen Flaschen zu lagern, weil sie dachten, dass längeres

Gären den Effekt verstärken würde. Und verstärkt wurde es tatsächlich. Die Flaschen begannen, sich durch den inneren Druck zu blähen wie Ballons, und als die Typen ihre selbstgebrauten Harnbömbchen schließlich öffneten, passierte es.

Ein dumpfer Knall, gefolgt von einem ohrenbetäubenden Plopp. Ein Typ, der gerade einen Schluck nehmen wollte, explodierte wie eine verdammte Wasserbombe. Seine Überreste wurden durch die Luft geschleudert, als hätte jemand ein Stück Wassermelone auf ein Maschinengewehr gelegt. Das Blut und die Innereien verteilten sich über die Umstehenden, die sofort in Panik ausbrachen und kreischend davonrannten – oder sich einfach in den nächsten Mülleimer übergaben.

Doch selbst das hielt die Hardcore-Piss-Kiffer nicht auf. „Das ist der ultimative Höhepunkt, Mann", keuchte einer, der halb in den Trümmern seiner zusammengebrochenen Bong lag, „es ist wie... wie ein Orgasmus, aber mit 'nem Druckausgleich von innen."

Die Nachricht von den spontanen Piss-Explosionen verbreitete sich schnell, und die ganze Stadt geriet in Panik. Die

Feuerwehr wurde gerufen, aber keiner wusste so recht, wie man gegen Menschen kämpft, die sich in wandelnde Harnsäure-Bomben verwandelt hatten. Schließlich rückte das Militär an, bewaffnet mit Gasmasken und Schlauchpumpen, um die restlichen Überlebenden zu evakuieren und die gefährlichen „Smoothie-Schleuderer" unschädlich zu machen. Es war ein Anblick wie in einem schlechten Horrorfilm, nur dass der Schrecken nicht von Zombies oder Monstern ausging, sondern von einer Horde verblendeter, zugedröhnter Vollidioten, die ihre eigene Pisse für das neue Superfood hielten.

Malbuch: Dein Tag als Kiffer

Schritt 1: Zeichne, wie du morgens aufstehst, wenn du noch klar im Kopf bist.

Schritt 2: Zeichne, wie du aussiehst, wenn du abends wieder auf der Couch hängst, voll im Fresskoma.

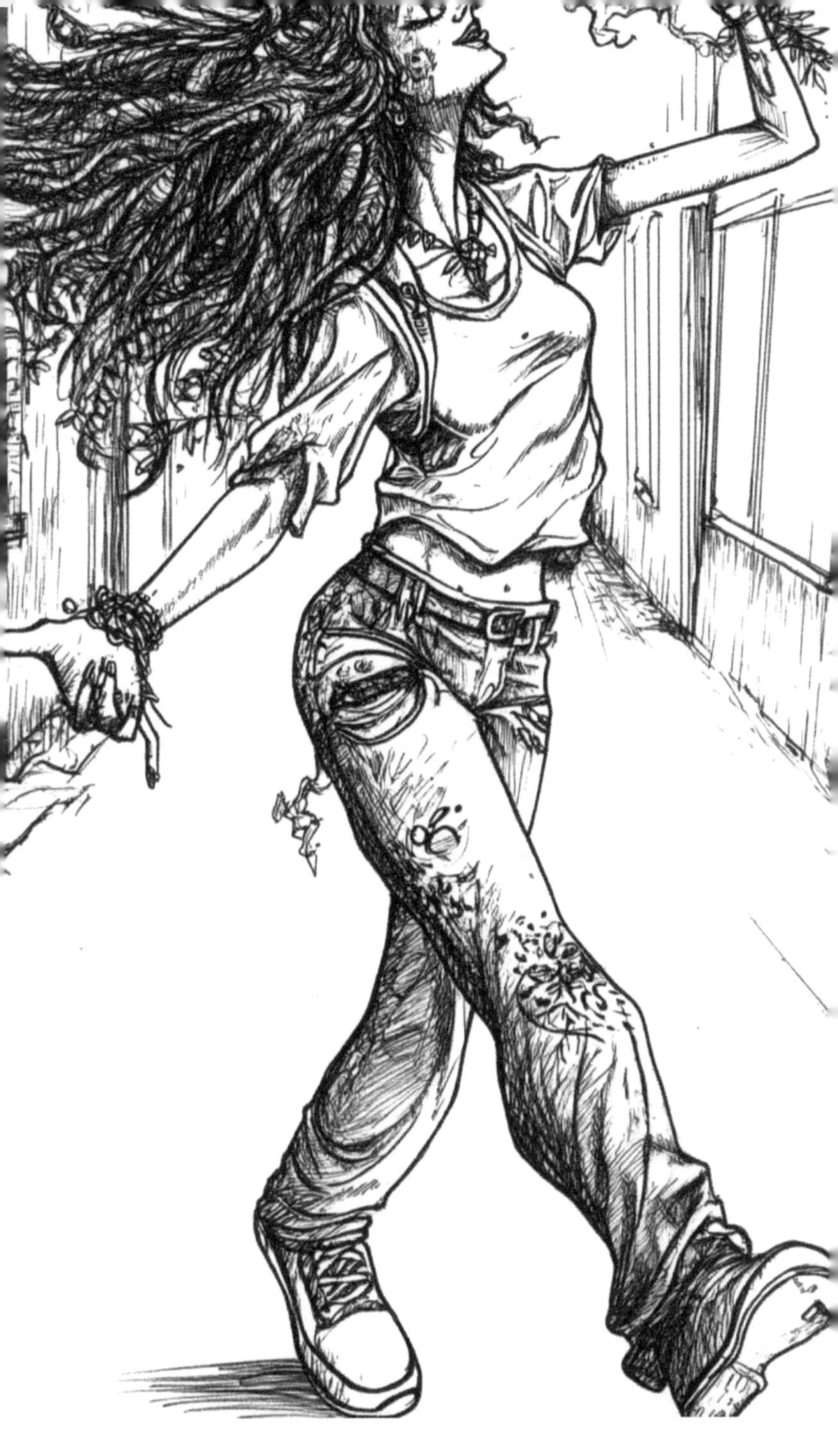

Die Kotz-Cupcakes

Jason war der verdreckteste, zugedröhnteste Möchtegern-Bäcker, den die Stadt je gesehen hatte. Seine Wohnung war eine einzige Müllhalde, die aussah, als hätte jemand einen Abfallcontainer in die Luft gejagt und die Reste fein säuberlich über den Boden verteilt. Und Jason, den alle nur „den Kiffer-Konditor" nannten, hatte mal wieder 'ne „geniale" Idee. „Ick mach' Cupcakes, die dir so jeben, dass du dir in de Buxen scheißt, wa. Ick rede hier von Kiffer-Cupcakes, die dir de Lampe ausbliesen!" tönte er, während er an einem verschrumpelten Joint sog, der aussah, als wäre er in nem Gulli gerollt worden.

Sein Kumpel Ali saß wie immer auf der verrotzten Couch, die mehr Flecken hatte als 'ne alte Matratze im Bahnhofsviertel, und laberte wirres Zeug. „Ey, Jase, denkst du, Ameisen können lachen? Und was passiert, wenn man 'nem Vogel Spaghetti gibt? Ich meine, sie haben ja keine Hände, oder? Voll die Logik-Lücke."

„Halt die Fresse, Ali, du bist high wie'n Berliner Fernsehturm!", keifte Jason zurück. „Ick brauch Zutaten für die Dinger. Aber ick hab keene scheiß Butter mehr, und ick hab och keene frische Milch." Er öffnete den Kühlschrank, und ein bestialischer Gestank schlug ihm entgegen. Die alte Milch darin war so sauer, dass sie sich in ihrer Tüte selbstständig gemacht hatte. „Ach, fick dit, ick nehm' dat trotzdem!"

Er kramte weiter und zog ein Päckchen ranziges Fett raus, das aussah, als hätte es die letzten fünf Jahre in 'ner Mülltonne gelegen. „Ick brauch Fett, wa, sonst jibbet keene fluffigen Cupcakes. Dit is halt so, Mann!"

„Hey, Jase, weißt du, dass Füchse eigentlich Katzen sind, die einfach im Wald wohnen? Und warum essen die nie Pizza, das ergibt doch null Sinn", plapperte Ali, während er eine alte Socke anstarrte, die auf dem Tisch lag.

Jason ignorierte den Quatsch und holte sich den nächsten „Schatz": einen halben Haschkeks, den er irgendwann mal unter der Couch verloren hatte. „Na, dit is noch jut, dat kommt ooch in den Teig, wa." Er sah das zerbröselte Stück an und schnüffelte dran, bevor er es in den Teig schmiss. „Keene Ahnung, ob da noch THC drin is, aber jut, wer braucht det zu wissen, wenn er eh schon breit is!"

Jason rührte alles zusammen, aber der Teig sah trocken aus wie Omas Fußsohlen. „Fuck, dit is zu trocken, da geht noch wat, wa." Ohne weiter nachzudenken, beugte er sich über die Schüssel und kotzte direkt in den Teig, als wäre das der normalste Scheiß der Welt. „Dit macht det schön feucht, ick bin ein Genie, Alter!"

„Sag mal, Jason, wenn eine Schlange 'nen Sonnenbrand kriegt, schält die sich dann doppelt?", murmelte Ali, während er mit verklärtem Blick einen kaputten Toaster streichelte. „Und wenn ja, tun die dann die alte Haut als Schal tragen oder so?"

„Ey, Ali, du bist echt n' Spast, wa, wat laberst du für'n Dreck? Ick versuch hier, feine Cupcakes zu zaubern, und du schwafelst von Schlangen im Schal!", grummelte Jason, während er weiter an dem Teig rumrührte, der mittlerweile aussah wie 'ne widerliche Mischung aus Matsch und Körperflüssigkeiten. „Wat soll's, wa, die Kiffer fressen alles. Ick könnt denen 'nen Schuhsohle mit 'nem THC-Topping servieren und die würdens feiern."

Nachdem er den Teig irgendwie in Förmchen gestopft hatte, die er aus alten Butterverpackungen gebastelt hatte, steckte er das widerliche Zeug in den Ofen. „Ali, setz dich nicht vor'n Ofen, wa, sonst siehste, wie dein Jehirn schmilzt. Jehirn, kennse?", warnte Jason, bevor er sich wieder auf seine zerrupfte Couch fallen ließ und 'nen neuen Joint drehte. „Ey, dat is 'ne Jeschäftsidee, Alter. Ick werd' Millionär, und du kannst weiter über Schlangen mit Sonnenbrillen philosophieren, wa."

Eine Stunde später war die ganze Wohnung erfüllt von einem Gestank, der wie eine Mischung aus faulen Eiern, verfaultem Fleisch und 'ner Prise Fußpilz roch. „Dit riecht ja wie 'n zujekackter Pisspott, wa", kicherte Jason, als er die Cupcakes aus dem Ofen holte. „Perfekt, die Kiffer werden durchdrehen!"

Und tatsächlich: Die ersten Kunden ließen nicht lange auf sich warten. „Ey, Alter, wat haste da für'n jeiles Zeuch? Riecht irgendwie stark!", sagte ein Typ, dessen Augen schon halb zugefallen waren.

„Dit sind meine Spezial-Cupcakes, die knallen dir die Mütze vonne Birne, wa. Ein Biss und du hängst für den Rest des Tages im Orbit", erklärte Jason stolz und reichte dem Typen eins der vergammelten, verkrusteten Dinger.

Der Kerl nahm einen großen Bissen und grinste. „Boah, krass, ditt schmeckt irgendwie komisch, aber ditt haut rein!", sagte er mit vollem Mund, bevor er sich ein zweites Stück reinzog. „Schmeckt nach… irgendwas. Keene Ahnung, Alter, aber ich bin jetzt schon drauf!"

Ali saß in der Ecke und blinzelte. „Hey, wenn der Mond eigentlich 'ne Banane wär, würd' ich ihn essen, egal wie groß. Und ich würde ihn einfach weiter essen, bis nix mehr übrig ist. Aber dann würd' ich traurig werden, weil der Himmel dann leer wäre." Keiner hörte ihm zu.

Kurz nachdem die ersten Kiffer sich die Cupcakes reingezogen hatten, begannen die ersten Probleme. Ein Typ lehnte sich gegen die Wand und keuchte. „Alter, ich fühl mich… so komisch… als würd' mir jemand von innen an den Darm graben", stammelte er, bevor er sich heftig übergab. Doch anstatt zu realisieren, dass irgendwas nicht stimmte, grinste er breit und sagte: „Ey, muss 'n krasses Zeug jewesen sein, Alter. Ick koof noch mehr!"

Doch die Sache eskalierte schnell. Überall in der Stadt begannen die Leute zu kotzen, als hätten sie eine Challenge am Laufen, wer am meisten spucken kann. Die Straßen waren überflutet mit pinkem Schleim und ranzigem Gestank, während die Kiffer ihre blutunterlaufenen Augen verdrehten und lachend auf die Knie sanken. „Dat is wie'n Trip auf'm Jahrmarkt!", lachte einer, kurz bevor ihm Blut aus der Nase lief und er zusammenbrach.

Ali stand daneben, sah dem Chaos zu und sagte völlig zusammenhanglos: „Hast du jemals überlegt, dass Wolken nur die Tränen des Himmels sind, die sich verlaufen haben? Ich finde, die brauchen 'ne Landkarte."

Jason sah sich das Durcheinander an und zuckte mit den Schultern. „Na ja, wat soll's, wa. Hauptsache, die ham bezahlt."

Finde heraus, wie viel deines Lebens du schon weggekifft hast

Schreib hier ehrlich auf, wie viel Zeit und Geld du für Gras verschwendet hast. Vielleicht macht's ja „klick". Spoiler: Es macht nix „klick", weil dein Gehirn schon vernebelt ist.

Wie oft kiffst du?

- Jeden Tag: _____________ Stunden pro Tag

- Jede Woche: _____________ Stunden pro Woche

Wie viel Geld gibst du aus?

- Pro Monat: € _____________

- Im Jahr: € _____________

Was könntest du mit dieser Zeit und diesem Geld stattdessen tun?

- ____

- ____

Schockierend, wie viel du verschwendest, oder? Aber hey, „ist doch alles gechillt", gell?

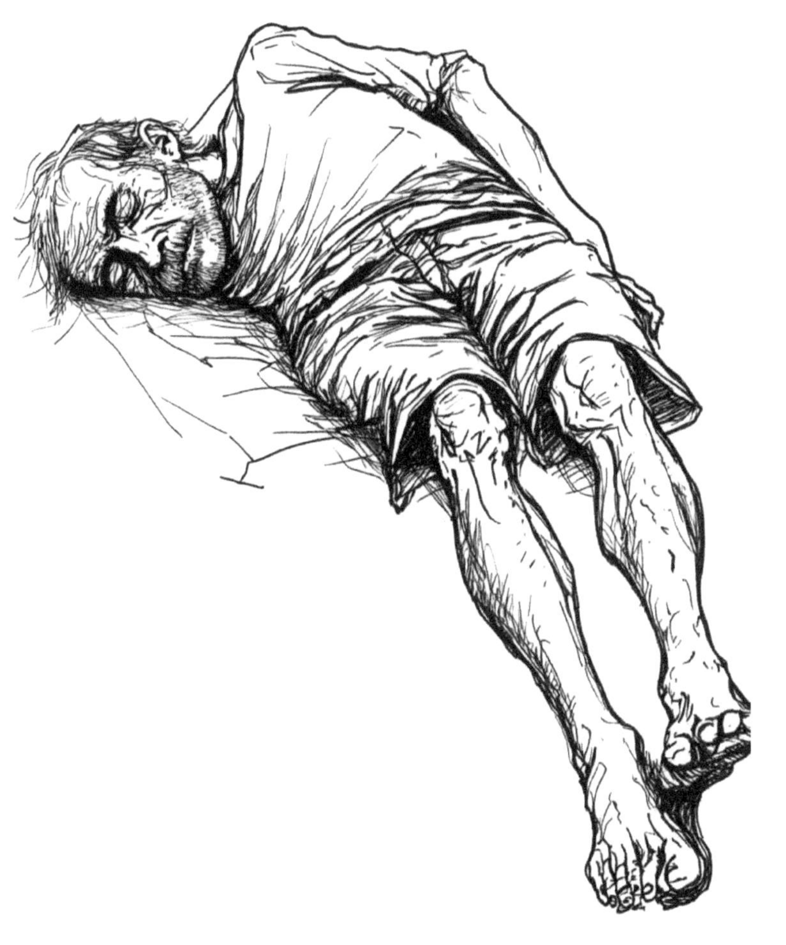

Die Gras-Infusion

Jens war ein abgefuckter Kiffer erster Klasse, ein Typ, der schon alles ausprobiert hatte, was man sich nur in die Lunge ziehen konnte. Bongs, Joints, Blunts, Vapes – wenn's knallt, hat Jens es geraucht. Doch eines Tages kam er auf die bescheuertste Idee seines Lebens: „Ey, des Gras raucha isch doch scheißlangweilig, Alter. I brauch des direkt in die Vene, wie so a richtiga Schuss. Des knallt dann bestimmt glei viel mehr!"

Sein Kumpel Ritzi saß in der Ecke und starrte auf einen kaputten Ventilator, der sich langsam drehte. „Jens, wenn's Maulwürf' gäb', die Flügel hättet, dann wär des doch wie 'ne Mischung aus Bienen und Igel, oder?" Ritzi grinste, als hätte er gerade die tiefste Weisheit der Welt offenbart, während Jens ihn einfach ignorierte und weiter an seiner „Innovation" bastelte.

Jens hatte sich in seinem verdreckten Kiffer-Schlafzimmer ein paar Spritzen und Schläuche zusammengeklaubt. „So, des mach ma jetzt wie beim Arzt, bloß mit viel mehr Gras, Alter!" Er hatte Grasöl mit purem THC zusammengemixt und in eine Spritze gefüllt, die so groß war, dass sie eher für ′n Pferd als für ′n Menschen gedacht war. „Des wird jetzt nei in die Vene geballert, dann bisch glei im Orbit,“ murmelte Jens, während er sich das Ding in den Arm jagte.

Doch die erste Injektion war alles andere als der erwartete Kick. „Scheiße, des zieht ja garnet! Des isch ja wie a lahma Joint,“ fluchte Jens und zog die Nadel raus, während ein paar Tropfen Grasöl langsam aus der Wunde sickerte. „Des muss anders.“

Ritzi schielte rüber und kicherte. „Hey Jens, wenn's Heuschreck' gäb', die rosa wär, dann würd' ich die anmalen und als Haustier halten. Wär lustig, oder? So rosa Heuschreck' im Terrarium...“

„Halt die Gosch, Ritzi!“, keifte Jens. „I probier des jetzt anders, verstehsch?“ Jens setzte sich an seinen improvisierten Arbeitstisch, auf dem mehr dreckige Spritzen und verklebte Schläuche lagen, als ein normaler Mensch jemals sehen sollte. Er bastelte eine Art Infusionssystem zusammen, das aus einem alten Duschkopf und einer Flasche bestand, in die er das Grasöl goss. „So, des schließ ma jetzt an, und dann tropft des so langsam nei, des isch wie so a Dauerrausch."

Es funktionierte besser, als er dachte. Das Öl sickerte direkt in Jens' Blutbahn, und er fühlte sich, als ob er den ganzen Tag durch einen Dunst aus Gras und Regenbogen lief. „Jaaa, des isch's, Alter! Des isch der perfekte Trip!" Doch was Jens nicht bemerkte, war, dass sich das Öl unter seiner Haut zu einem Klumpen sammelte, der anfing zu pulsieren wie ein verfluchtes Ei. „Des muss so sei, des isch bestimmt nur der Booster-Effekt," redete er sich ein, während der Klumpen immer größer wurde.

„Ey Jens," sagte Ritzi, der mittlerweile eine leere Plastikflasche zerdrückte und ihr zuzuflüstern schien. „Wenn's Wolken gäb', die so hart wie Steine wärn, dann wär des halt dumm für's Wetter, oder? Dann würd's regnen und man kriegt halt 'n Schlag auf's Kopf. Des isch doch bescheuert."

Aber Jens ließ sich nicht beirren. Er ging raus auf die Straße, und die anderen Kiffer in der Stadt sahen ihn mit dem riesigen, pulsierenden Klumpen unter der Haut. „Alter, was isch des? Des sieht ja aus wie 'n Tumor, Alter!" fragten sie, aber Jens grinste nur breit. „Des isch mei Gras-Infusion, des isch der heißeste Scheiß, des musst probiera! Macht voll high!"

Und weil die anderen Kiffer genauso dumm und leichtgläubig waren wie Jens, probierten sie es aus. Innerhalb kürzester Zeit liefen überall in der Stadt Typen mit riesigen, schwabbeligen Beulen an den Armen rum, die aussahen, als ob sie gleich platzen würden. Und sie waren stolz darauf. „Des isch wie 'n Gras-Booster, Mann! Mei Tumor wächst und wächst, aber ich bin so high, dass mir des egal isch!"

Ritzi saß auf einer Parkbank und sah dem Chaos zu. „Weißt, wenn Krokodile tanzen könntet, dann würd' ich sie für Geburtstagspartys buchen. Stell dir vor, so 'n tanzendes Krokodil auf 'nem Kindergeburtstag... wär geil." Niemand hörte ihm zu, aber er schien zufrieden mit seiner Weisheit.

Doch das war erst der Anfang. Bald begannen die Tumore zu pulsieren, zu blubbern und zu wachsen. Und irgendwann brach der erste auf. Mit einem lauten „PLATSCH!" platzte die Beule eines Kiffers mitten auf dem Marktplatz, und ein Schwall grüner Eiter spritzte auf die umstehenden Leute. „Ihh, was zum Fick isch des?!" schrie einer, während er versuchte, sich das grüne Zeug aus dem Gesicht zu wischen.

„Des isch... des isch mein Gras, Alter! Des isch wie a Lava-Lampe!", stammelte der Kerl, bevor er kollabierte und auf dem Boden lag, während grüner Schleim aus allen seinen Körperöffnungen tropfte.

In den nächsten Tagen brach das pure Chaos aus. Die Kiffer liefen durch die Straßen, ihre Arme und Beine mit Tumoren bedeckt, aus denen grüner Schleim sickerte. Und statt zu realisieren, dass sie vergiftet waren, dachten sie, dass es „extra starker Stoff" sei. „Des isch der beste Trip, den ich je hatte, Mann!", rief einer, bevor ihm Blut aus den Augen tropfte und er auf die Knie sank.

Aber das Schlimmste kam erst noch: Einige der verbliebenen Kiffer, die zu stoned waren, um irgendwas zu checken, sahen die geplatzten Tumore der anderen und beschlossen, dass das Gras darin „besonders stark" sein musste. Sie schnitten die Tumore auf, holten den Eiter raus und stopften sich den Scheiß in die Pfeifen. „Boah, des isch pure Energie, Alter!"

brüllte einer, bevor er sich das Zeug anzündete und den Rauch tief inhalierte. „Des knallt wie a Faustschlag in die Fresse!"

Ritzi beobachtete das ganze Spektakel und kaute auf einem Stück Alufolie. „Ey, wenn Fische fliegen könnten, dann wär des voll das Problem für die Flugzeuge. Stell dir vor, du sitzt im Flieger und dann kommt so a Fisch durchs Fenster... voll unpraktisch."

Am Ende stapelten sich die Leichen der Kiffer auf den Straßen, halb mit Tumoren überwuchert, aus denen weiterhin grüner Eiter tropfte. Die wenigen Überlebenden saßen in den Ecken und versuchten, die letzten Reste aus den Tumoren zu rauchen, als wäre das die neue Heilige Kommunion. Und mitten in diesem ganzen Chaos saß Jens, grinsend wie ein Vollidiot, mit einem Arm, der so groß und schwabbelig war, dass er aussah wie ein verdammter Ballon.

Die Kapitalistische Realität-Checkliste

Erfolg und Freiheit basieren nicht auf Faulheit und Selbsttäuschung. Setz mal ein Kreuz, wenn du dir eingestehst, dass deine „Kiffermentalität" dich nicht weiterbringt:

- ☐ **Glaubst du wirklich, dass jemand wie du die Welt verändern kann, wenn du nur auf der Couch liegst?**

- ☐ **Hast du dir mal überlegt, dass kein erfolgreicher Mensch seine Zeit damit verbringt, sich ständig zuzuballern?**

- ☐ **Findest du es nicht ironisch, dass du „Rebellion" schreist, während du dich eigentlich selbst kaputt machst?**

- ☐ **Glaubst du, dein Dealer will das Beste für dich? Nein, er will nur dein Geld – genau wie jeder andere Kapitalist.**

Na, so viel zur „Freiheit" und „Unabhängigkeit".

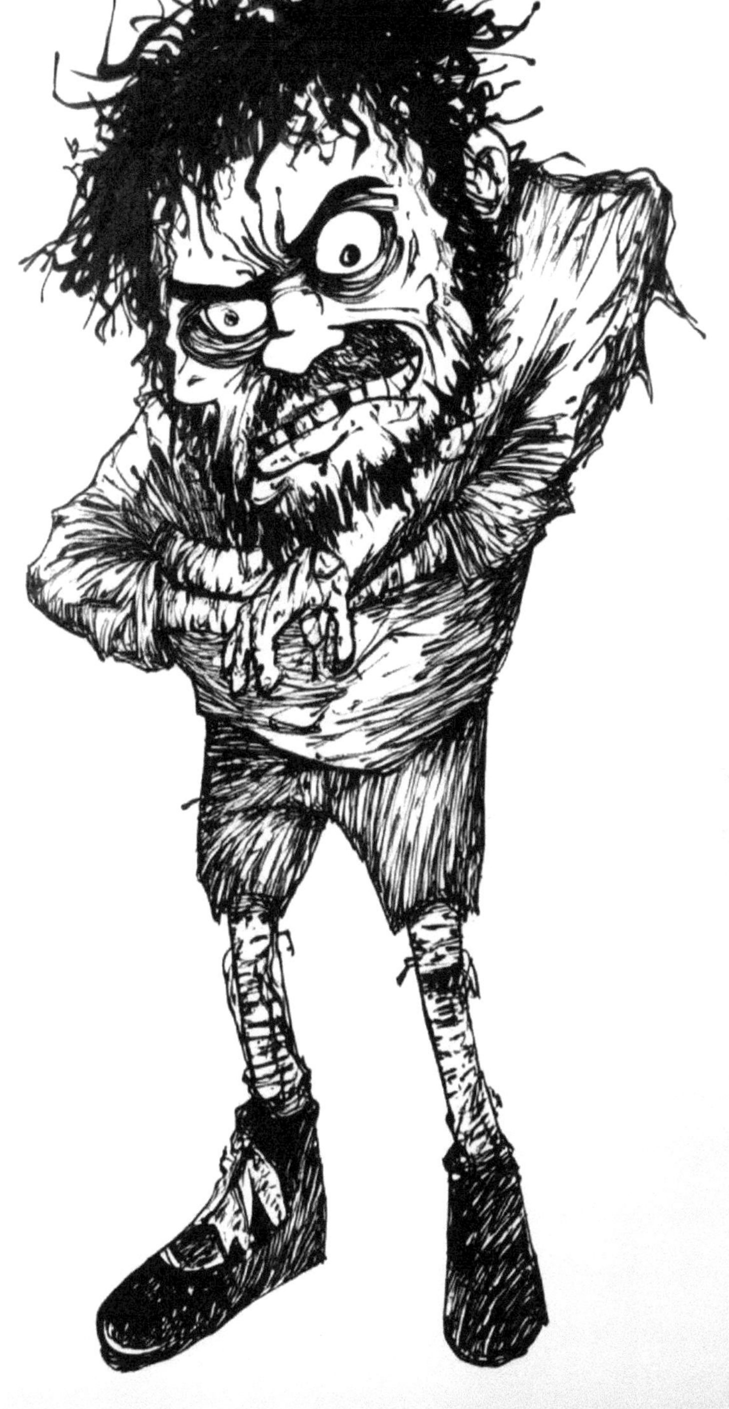

Der Todesschlauch von Huso

Hussein, von allen nur „Huso" oder „Hussi" genannt, war der abgefuckteste Kiffer der Stadt. Ein Typ, der so oft an seiner Bong hing, dass sein Hirn matschiger war als das Gras, das er rauchte. Huso war überzeugt, dass er das Genie war, auf das die Welt gewartet hatte – zumindest, wenn es darum ging, total abgefahrene Kifferideen umzusetzen. Sein neuestes Projekt? Die größte Bong der Welt. „Ey, das wird so geil, Alter. Ein Zug, und du bist für 'nen Monat komplett im Arsch," laberte er seine Kumpels zu, während er an einem halb abgebrannten Joint zog, der so schief war, dass er aussah, als hätte ein Erdbeben ihn gedreht.

Seine Freunde, genauso verkifft und bekloppt wie er, lachten erst mal, als er die Pläne ausbreitete. Die Bong sah aus wie ein verdammtes Monstrum. Zwei Meter hoch, aus dickem Glas, mit einem Benzintank an der Seite. „Ey Hussi, du kranker Bastard, was soll der Scheiß mit dem Benzin?" rief einer. „Willst du uns alle in die Luft jagen oder was?"

Huso grinste breit und wischte sich den Sabber vom Mundwinkel. „Fick dich, Mann! Das Benzin macht den Sog stärker! Du ziehst einmal dran, und der Rauch ballert dir so tief rein, dass du deinen eigenen Arsch aus deinem Mund siehst! Ich hab das alles durchgerechnet, das wird der Über-Kick!"

Und tatsächlich, nach Wochen des Bastelns und wahrscheinlich etlichen geplatzten Gehirnzellen war das Monstrum fertig. Huso stand davor und grinste, als hätte er gerade den Nobelpreis für Kifferei gewonnen. „Das ist die Bong des Todes, Alter. Die wird euch den Schädel sprengen!" Das war nicht mal 'ne Übertreibung, wie sich bald herausstellen sollte.

Die Nachricht von der „Super-Bong" verbreitete sich schneller als eine Graslieferung an einem Freitagabend. Am Tag der Einweihung quetschten sich Dutzende Kiffer in Huso's abgefuckte Wohnung, als würden sie zur Eröffnung eines neuen Coffeeshops gehen. „Ey, ich hab gehört, ein Zug von dem Ding und du liegst 'ne Woche flach!", brüllte ein Typ mit fettigen Haaren, während er versuchte, sich an den anderen vorbeizudrängeln. „Klingt perfekt, ich hab eh nix Besseres vor," antwortete eine völlig zugedröhnte Tussi, die aussah, als hätte sie seit einer Woche nicht mehr geduscht.

Und dann kam der Moment der Wahrheit. Huso stand vor seiner Super-Bong und klopfte auf den Glaskörper. „So, ihr Penner. Das hier ist das härteste Scheißteil, das ihr jemals gesehen habt. Ein Zug, und ihr vergesst euren eigenen Namen!" Er drehte den Benzinhahn auf, der Motor der Bong begann zu dröhnen, und die Menge starrte gespannt, als wäre sie bei einem Raketenstart.

Der erste Typ, der es wagte, dran zu ziehen, war Steffen, ein Typ, der bekannt dafür war, jeden Scheiß auszuprobieren. Er drückte seine Lippen an die Mündung, zog tief – und für einen Moment sah es aus, als wäre er im Himmel. Doch dann änderte sich sein Gesichtsausdruck. „Alter, was zur F—," wollte er noch rufen, aber die Worte blieben ihm im Hals stecken. Der Sog war so stark, dass sich seine Lippen fest ans Glas pressten und er nicht mehr loskam. „Ey, lass mich los, du Scheißteil!" Doch bevor irgendjemand reagieren konnte, zog die Bong weiter, und sein Kopf verschwand mit einem ekelhaften „Schlurp" in der Mündung. Es knackte, es spritzte, und plötzlich war sein Gesicht weg – und die Menge schrie.

„Was zum verdammten Fick, Huso?!", brüllte einer. „Der Typ ist weg!"

Huso grinste nur dämlich. „Ja, Mann! Der Typ ist weg, weil er im High-Nirvana schwebt, du Spasti!"

Aber die Panik breitete sich aus. Die Kiffer in der Wohnung schauten sich an, aber anstatt zu kapieren, dass sie abhauen sollten, dachte der nächste Typ, er müsse der Super-Bong beweisen, dass er es besser konnte. „Ey, der Pisser war zu schwach, ich zeig euch, wie das geht!" Er packte die Mündung, zog tief – und dasselbe passierte. Die Bong zog, und zog, bis er hineingesogen wurde, und ein Schwall Rauch und Blut spritzte aus der Öffnung. Sein Kopf knallte gegen das Glas, und man konnte hören, wie sein Schädel zerplatzte wie eine verdammte Melone. Der Körper sackte in sich zusammen, während die Bong weiter gurgelte.

„Ey, Hussi, du kranker Bastard, mach das Ding aus!", brüllte ein Typ, dessen Gesicht vor Panik glänzte. „Das Ding bringt uns alle um!"

Aber Huso war viel zu stoned, um zu kapieren, was abging. „Mach ich nicht, Mann! Das ist der härteste Scheiß, den ihr jemals erleben werdet. Ihr habt keine Ahnung, wie geil das ist!"

Die Bong machte jetzt Geräusche, als wäre sie besessen. Sie pfiff, zischte und zog jeden an, der zu nah kam. Leute versuchten, wegzulaufen, aber die Bong packte sie wie ein verdammtes Staubsauger-Monster und zog sie rein. Einer nach dem anderen verschwand in der Mündung, und die Wohnung verwandelte sich in ein blutiges Schlachtfeld. Rauch, Blut, Eingeweide – alles vermischte sich zu einem grausigen Gemetzel, während der Benzintank weiter dröhnte.

„Huso, du Scheißpenner, was hast du gemacht?!", schrie eine Frau, die sich die Seele aus dem Leib kotzte, als sie sah, wie die Beine ihres Freundes in der Mündung verschwanden. „Mach das Scheißding aus, bevor wir alle draufgehen!"

Aber Huso war einfach nur glücklich. „Ach, halt doch dein Maul, du Nervensäge! Vielleicht wirst du ja als Nächstes verschluckt und dann haben wir endlich Ruhe von deinem Gejammer!" Dann packte er die Bong selbst, setzte die Lippen an und nahm einen Zug, der so stark war, dass seine Augen nach hinten rollten. „Ja, Mann, das ist es! Das ist das perfekte High!"

Doch bevor er noch mehr Unsinn labern konnte, zog die Bong auch ihn hinein, und plötzlich war nur noch der leere Raum zu hören, in dem das Gerät weiter zischte und dampfte, bis es schließlich überhitzte und explodierte. Die Fensterscheiben flogen in alle Richtungen, und die Überreste der Kiffer verteilten sich wie ein widerlicher, blutiger Nebel über den ganzen Block.

Dein eigenes antikommunistisches Motivationsposter

Zeichne ein Poster, das zeigt, warum Kiffen und Kommunismus ähnliche Versprechen machen – und beide führen nirgendwohin.

Slogan-Ideen (zum Ausfüllen oder selbst kreativ sein):

- „Du glaubst, Kiffen macht frei? Genauso wie die Parolen der Roten: alles nur heiße Luft.“

- „Lust auf einen klaren Kopf statt falscher Utopien?“

- „Kiffen und Kommunismus: Beides macht dich langsam, träge und unfähig, für dich selbst zu denken.“

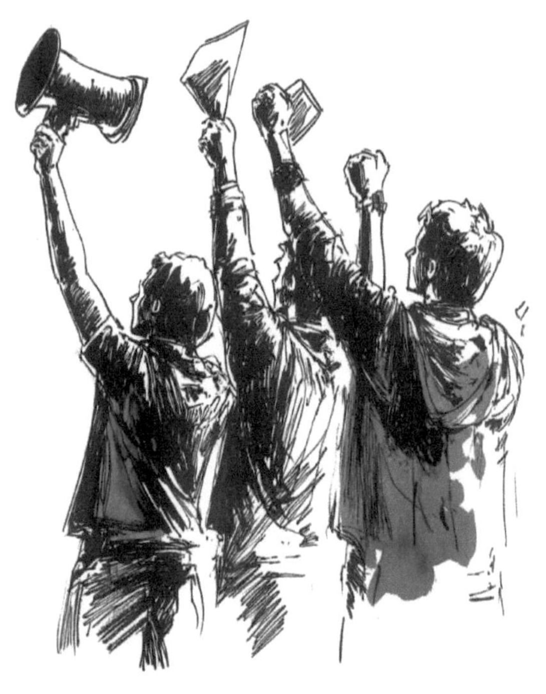

Das Märchen von der Kiffer-Fee

Es war einmal, in einem vergammelten kleinen Städtchen, das schon bessere Tage gesehen hatte, eine Gruppe von drei strunzdummen Kiffern. Sie hießen Hansi, Bobo und Kira, und sie waren bekannt dafür, die faulsten, nutzlosesten Idioten weit und breit zu sein. Während andere Menschen zur Arbeit gingen, um Geld zu verdienen und ihr Leben halbwegs auf die Reihe zu kriegen, hingen diese drei den ganzen Tag in Hansis Kellerwohnung rum, rauchten sich das Hirn weich und laberten sinnloses Zeug, als wären sie die erleuchteten Weisen der Welt.

Eines Abends, als der Kellerraum wieder so dicht von Rauch war, dass man dachte, man wäre in einer Nebelmaschine gefangen, sprach Hansi: „Ey, Alter, wir brauchen 'ne Kiffer-Fee. So 'ne verdammte, glitzernde Tussi, die uns einfach immer wieder neuen Stoff bringt, verstehste? Dann müssten wir nie mehr 'raus aus dieser beschissenen Wohnung und könnten den ganzen Tag chillen."

„Mann, Hansi, du redest wieder scheiße," nuschelte Bobo und versuchte, die Reste von irgendeinem matschigen Snack aus seiner fettigen Jogginghose zu kratzen. „Es gibt keine Kiffer-Feen, nur so beschissene Einhörner oder was weiß ich, und die bringen bestimmt kein Gras."

Aber bevor Bobo seine klägliche Argumentation weiterführen konnte, geschah etwas Merkwürdiges. Aus dem dichten, gelblichen Rauch, der den Raum erfüllte, hörte man plötzlich ein leises Klingeln, wie das Geräusch eines kaputten Weihnachtsglöckchens. Und da, mitten im Raum, erschien tatsächlich eine Gestalt. Sie trug ein schäbiges Kleid, das aussah, als hätte es seine beste Zeit in den 80ern gehabt, und ihr Gesicht war verschmiert mit Glitzer, der aussah, als hätte sie ihn in der Drogerie geklaut. In ihrer Hand hielt sie eine kleine, verdammte Glitzerbong.

„Na, ihr kleinen Drecksäcke," sagte die Gestalt und grinste breit. „Ihr habt nach mir gerufen, und hier bin ich – die Kiffer-Fee, höchstpersönlich!"

„Was zum Fick...?!" rief Hansi und spuckte dabei fast seinen Joint aus. „Bist du echt, oder hab ich wieder 'nen miesen Trip?"

„Klar bin ich echt, du Vollidiot," sagte die Fee und zündete sich erstmal selbst einen riesigen Joint an, der innerhalb von Sekunden fast so viel Rauch absonderte wie ein brennendes Müllauto. „Ich hab gehört, ihr wollt ordentlich zugedröhnt werden, und da bin ich, um eure Wünsche zu erfüllen. Ich hab 'ne Regel: drei Wünsche pro Kiffer. Und wenn ich sage drei, dann meine ich drei – nicht diese billigen Tricks, bei denen ihr euch unendlich viele Wünsche wünscht, klar?!"

Bobo und Kira starrten die Kiffer-Fee an, als ob sie gerade ein riesiges Einhorn mit einem Joint im Maul gesehen hätten. „Ey, das ist doch mega!" rief Kira und sprang auf. „Dann wünsch ich mir... ich wünsch mir die beste Scheiße, die man sich vorstellen kann! Das beste Gras aller Zeiten, Mann!"

Die Kiffer-Fee grinste und schnippte mit den Fingern. „Dein Wunsch sei dir Befehl, du dumme Nuss!" Und plötzlich erschien vor Kira ein riesiger Sack Gras, so groß wie ein verdammter Bierfass. Es roch unglaublich – so, als hätte man die Essenz des Paradieses direkt in einen Joint gestopft.

„Boah, ich liebe dich, Fee!“ rief Kira und stürzte sich auf den Sack. „Das wird der geilste Abend überhaupt!“

Aber als sie das Gras in ihre Bong stopfte und den ersten Zug nahm, verzog sich ihr Gesicht sofort zu einer schmerzhaften Fratze. „Ugh, was… was zur Hölle?“ stöhnte sie, und bevor sie es merkte, wurde ihre Haut grün und zäh wie ein verfickter Frosch, und ihr Gesicht verzerrte sich zu einem grotesken Lächeln, als ob sie in einen Albtraum gesogen worden wäre. „Hilfe… es… es tut weh!“ rief sie, während ihre Augen sich verdrehten und sie schließlich zu Boden fiel, wo sie wie ein zuckender Haufen Elend endete.

„Oh, das hab ich wohl vergessen zu erwähnen,“ kicherte die Kiffer-Fee. „Meine Wünsche haben manchmal Nebenwirkungen. Ups.“

„Scheiße, Scheiße, Scheiße,“ fluchte Hansi, während er auf Kira herunterschaute. „Was hast du mit ihr gemacht, du verdammte Psycho-Glitzertussi?!“

„Ach, Hansi, du kleiner Heulsusenwichser,“ sagte die Fee und nahm noch einen tiefen Zug von ihrer Glitzerbong. „Hör zu, du hast immer noch deine drei Wünsche, also wünsch dir was oder verpiss dich!"

„Äh… okay, okay," stammelte Bobo, der als nächstes dran war. „Ich wünsch mir… ich wünsch mir eine riesige Party! Mit 'nem Pool voller Bier und allem, was man sich wünschen kann!"

Die Fee grinste. „Eine Party also? Na gut, du hast es so gewollt, du jämmerliches Würstchen!" Sie schnippte mit den Fingern, und plötzlich verwandelte sich der Kellerraum in eine riesige, pompöse Party-Location. Es gab einen Pool, es gab Bier, es gab Musik – alles, was man sich vorstellen konnte. Bobo war begeistert.

„Ey, das ist die beste Party aller Zeiten!" brüllte er und sprang in den Pool. Aber als er eintauchte, merkte er, dass das Wasser brennend heiß war. „Aua, verdammte Scheiße! Das tut weh!" schrie er, und als er aus dem Pool stieg, fiel ihm die Haut in Fetzen vom Körper. „Fuuuuuck!"

„Ach ja, hab ich ganz vergessen zu sagen," sagte die Fee und zuckte mit den Schultern, „es war 'n Pool voller Säure, du Vollidiot."

Hansi stand da, schweißgebadet und starrte auf die überreste seiner Freunde.

„Du kranke Mistfee, du bringst uns doch nur um!"

„Richtig geraten, du Genieschwein!" sagte die Fee fröhlich. „Na komm, wünsch dir was, bevor ich's mir anders überlege."

Hansi dachte fieberhaft nach. Er musste klug sein, cleverer als seine Idiotenfreunde. „Okay, pass auf," sagte er langsam. „Ich wünsche mir, dass du dich selbst in die Luft jagst, und zwar sofort, du widerliches Märchenmonster!"

Die Kiffer-Fee lächelte süß und schnippte mit den Fingern. „Na gut, aber weißt du was? Ich hab eine Sonderregel: Wenn jemand mich direkt angreift, zählt der Wunsch doppelt. Das bedeutet, ich jag uns beide in die Luft! Viel Spaß in der Hölle, du Lappen!"

Mit einem lauten Knall explodierte die Fee, und der ganze Raum ging in einem chaotischen Feuerball auf, der alles in Schutt und Asche legte. Hansi hatte es geschafft – er hatte die Kiffer-Fee besiegt… oder zumindest die letzten Minuten seines jämmerlichen Lebens beendet.

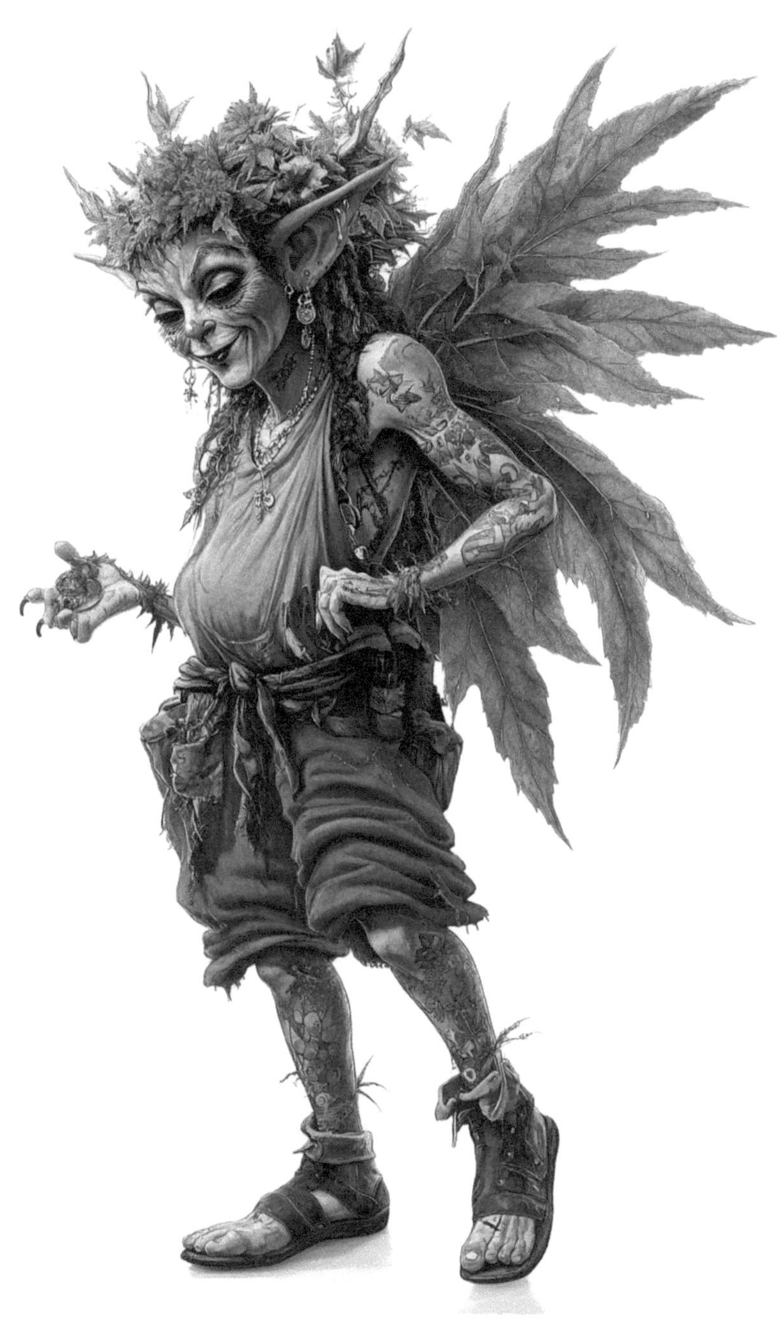

Beschreibe deine Gefühle, als die Kifferfee explodiert ist:

Zeichne die Kifferfee und gib ihr

ein verdammt geiles Outfit!

Deine Zukunft als Kiffer-Experte

Schritt 1: Liste drei geniale Pläne auf, wie du eine Kiffer-Fee beschwören würde

____

____

____

Schritt 2: Male einen Bong-Rauch-Ring – und wehe er sieht scheiße aus.

Deine persönlichen Kiffer-Philosophien

Vervollständige die folgenden tiefgründigen Sätze:

1. „Ein Tag ohne Kiffen ist wie…"

2. „Wenn die Bong zerbricht, dann…"

3. „Die Kiffer-Fee hat mir beigebracht,

   dass…"

Die Hasch-Brezen von Sepp

Sepp war ein verkommener Geschäftemacher, wie man ihn sich schlimmer nicht vorstellen konnte. Ein Typ, der aussah, als wäre er direkt aus einem Fass Sauerkraut rausgekrochen, und dessen Herz mindestens genauso verrottet war wie seine speckige, fettige Lederhose. Sepp hatte sich eine „grandiose" Idee ausgedacht, um die Kiffer und Junkies in der Stadt abzuzocken: Hasch-Brezen.

„Des is a Brezn, de di so weghaun, dass'd drei Tag nimma aufstehst, verstehst? Da brauch ma ka g'scheide Zutaten, des kost bloß Geld. I nehm einfach des, was ma halt so zammkrazt hod," murmelte Sepp zu sich selbst, während er in seiner versifften Küche stand und irgendwelche Behälter zusammenmischte, die besser in einem Chemielabor aufgehoben wären. Er kratzte sich unter den Fingernägeln und schabte einen Haufen schwarzen Dreck ab. „Des kummt dann einfach da nei, des wird scho kross, wenn's bacht," grinste er, während er den ekelhaften Schmodder in den Teig warf.

Die „Rezeptur" für seine Brezen war ein wahres Meisterwerk an Widerlichkeit: altes Fett aus Fritteusen, in dem seit Jahren nur Pommes, Schweinebauch und Gammelfleisch frittiert wurden, abgelaufenes Milchpulver, das er in einer längst geschlossenen Metzgerei gefunden hatte, ein paar tote Fliegen, die er mit der Hand wegschnippte, und als besonderes Extra den Dreck aus den Ritzen seiner widerlichen Zehen. Aber der „Kick", der machte das Ganze erst richtig bayerisch: a gscheide Ladung Crystal-Meth-Salz obendrauf und das Mehl durch pures Kokain ersetzt.

„Des muss scheppern, verstehst? Des is a Brezn, die di glei direkt in den Abgrund schießt. Da brauch ma koan scheiß Zucker oder so an Dregg, des is olles drin!" rief Sepp, während er mit einem Stück Holz den zähen Teig umrührte, als würd' er Gülle umschaufeln. Dann formte er die Brezen und streute großzügig das Meth-Salz drüber. „So, jetzt geht's ab in den Ofen, ihr Dreckssäck!"

Sepps Brezen sahen tatsächlich aus wie normale Brezen – vielleicht ein bisschen grau und fleckig, aber niemand achtete drauf. Am nächsten Tag stellte er sich mit 'nem alten Klapptisch auf den Marktplatz und schrie: „Hasch-Brezn! A Happa und du bist hi! Extra crunchy und scheppert wia der Schlag! Wer konn, der konn!"

Sein erster Kunde war der alte Xaver, ein Grantler erster Klasse, der seit 50 Jahren die gleiche verdreckte Schiebermütze trug. „Sepp, du dreckata Hund, wos host denn du do wieder für an Dreck zammagmixt? Des schaut aus wia a Ochsngfress', des friss i net!"

„Halt dei Maul, Xaval!", brüllte Sepp. „Des frissd und gib a ruah! Des is a Brezn, die di so high mocht, dass'd dir in d'Lederhosn scheißt vor lauter Gaudi! Kauft's an und friss di sche, du Oida Depp!"

Xaver schaute skeptisch auf die Breze, aber nahm sie trotzdem, biss rein, und – zu Sepp's Überraschung – grinste er. „Ja leck mi am Oarsch, des is ja echt guad! Des is crunchy wia Sau! So a Zeug hob i scho long nimma g'essn!" Und bevor er es sich versah, hatte er die ganze Breze runtergeschlungen, den weißen Staub vom Kokain um den Mund wie einen unappetitlichen Zuckerkranz.

Bald kamen mehr und mehr Leute, allesamt neugierige Bauern mit Namen wie

Toni, Hias, und Loisl, und jeder biss in Sepps Brezen und war sofort hin und weg. „Des is ja a Delikatessn! Scheiß auf Brezn aus'm Supermarkt, des do is wia direkt vom Himmi!", rief der Toni, während ihm der Schaum aus dem Mund quoll und er sich nervös umschaute. „I brauch glei no zwoa!"

Die Kiffer und Junkies in der Stadt waren von Sepps Brezen wie hypnotisiert. „Mei, i schwöa, des knoit wia a Bulldog! I hob drei gfressn und seitdem zitter i wia a Woschmaschin auf Voigas!", lachte der Hias, während ihm der Schweiß runterlief und seine Pupillen so groß waren, dass man dachte, er hätte eine Mondfinsternis im Schädel.

Doch dann nahm das Unheil seinen Lauf. Es fing harmlos an, mit leichten Bauchschmerzen und Krämpfen, aber bald kotzten die Leute sich auf dem Marktplatz die Seele aus dem Leib. „Sackizement, i glaub, i hob grad meine Lunga ausgspuckt!" schrie der Toni, während er sich auf die Knie warf und sich die Breze, die er grad gegessen hatte, noch mal durch den Kopf gehen ließ. „Scheißdreck, wos war des für a Gschleim?! Des is ja wia a vergammelte Wurscht mit Frostschutz!"

Sepp sah das Spektakel und zuckte mit den Schultern. „Des is halt so, wer konn, der konn! Die verkraften des einfach net!"

Doch es wurde schlimmer. Einer der Brezenfresser, der Michi, biss in seine dritte Breze und spuckte plötzlich ein Stück Zehennagel aus. „Ja leckst mi doch am Oarsch, des isch doch a Zehennagel! Bist du deppert, Sepp, hobst du deine scheiß Füaß in den Teig getunkt?!"

„Jo mei, des is hoit a Geheimzutat! Des gibt dem ganzen an guaden Crunch, des willst doch, oder?" grinste Sepp, als wäre es das Normalste der Welt. Aber jetzt war es zu spät. Die Leute hatten genug. Die Kiffer und Bauern versuchten, die widerlichen, süchtig machenden Brezen aus ihrem System zu kriegen, doch das Meth-Salz und Kokain-Mehl machten sie zuckend, sabbernd und komplett abhängig. Sie konnten nicht aufhören, die Dinger zu fressen, selbst wenn sie wussten, dass sie daran verrecken würden.

Am nächsten Tag lagen die Leichen der Süchtigen auf den Straßen, aufgebläht wie überreife Melonen, die aus allen Löchern grünen Schleim tropften. Der Xaver war tot hinter dem Wirtshaus gefunden worden, eine halb gegessene Breze in der Hand, während ihm der Schaum aus dem Maul lief. „I hob glei gmerkt, des is zu guad, um wahr zu sein!", murmelte der Toni, der letzte Überlebende, bevor auch er sich übergab und auf der Stelle kollabierte.

Und Sepp? Der stand immer noch auf dem Marktplatz und brüllte: „Leit, des san Brezn wia vom Himmel, die mochen di high und satt gleichzeitig! Des is no besser als dein Schwager seine Plörre vom Hof! Holt's euch, bevor's euch die andern weg-kaufen!"

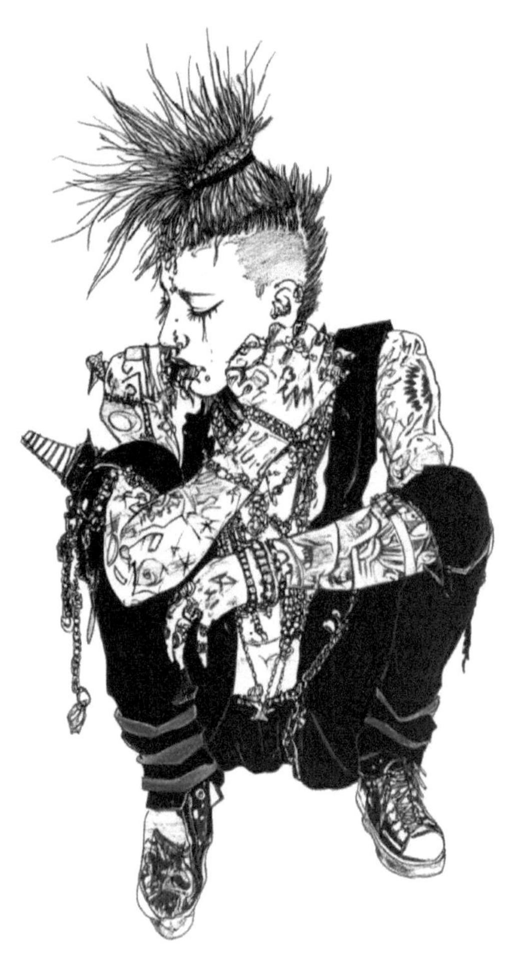

♈ Widder (21. März - 19. April) „Renn in die Bong, statt durchs Leben."
Widder, du bist normalerweise voller Energie, aber diese Woche ballerst du dich so zu, dass du gar nichts mehr auf die Reihe kriegst. Dein Ziel? Einfach schneller als alle anderen stoned sein und genauso schnell alles verpassen. Statt die Welt zu erobern, liegst du wie ein faules Stück auf der Couch. Ja, super, Widder, wirklich beeindruckend.
Tipp: Versuchs mal mit nachdenken, bevor du den nächsten Joint anzündest – ach nee, du bist ja eh schon zu stoned.

♉ Stier (20. April - 20. Mai) „Fressen, kiffen, und nix anderes."
Stier, du bist stur und liebst deine Gewohnheiten. Deine Lieblingsgewohnheit? So viel Gras rauchen, dass du dich in eine endlose Munchies-Orgie stürzt. Zwischen Chips und Schokolade verschwindet dein Lebenssinn. Du wolltest eigentlich produktiv sein, aber dein Leben hat sich auf „Kiffen und Fressen" reduziert. Bravo!
Tipp: Hör auf, den Kühlschrank leerzufressen, und fang mal an, irgendwas Nützliches zu tun.

♊ Zwillinge (21. Mai - 20. Juni) „Labern und Kiffen: Deine zwei Talente."

Zwillinge, du hast die unglaubliche Fähigkeit, gleichzeitig zu kiffen und völlig nutzlosen Bullshit zu reden. Jeder, der dir zuhört, verliert die Lust am Leben. Du diskutierst über das Universum, als hättest du die Weisheit mit Löffeln gefressen, aber in Wirklichkeit bist du einfach nur der größte Klugscheißer der Kiffer-Szene.

Tipp: Statt vier Stunden lang über die tiefere Bedeutung von „Chips" zu philosophieren, versuch's mal mit Schweigen. Aber wahrscheinlich hast du das längst vergessen.

♋ Krebs (21. Juni - 22. Juli) „Weinen über 'n Joint und nichts erreichen."

Krebs, du bist ein emotionales Wrack, vor allem wenn du stoned bist. Ein einziger Zug und du heulst wie ein Baby, weil du denkst, dein Leben hat keinen Sinn (Spoiler: Hat es wirklich nicht, wenn du nur kiffst). Du bist so damit beschäftigt, dich selbst zu bemitleiden, dass du vergisst, wie man überhaupt was Sinnvolles tut.

Tipp: Vielleicht hörst du mal auf zu rauchen und siehst die Welt, wie sie wirklich ist – nicht durch deinen Dunst aus Selbstmitleid.

♌ Löwe (23. Juli - 22. August) „Kiffen wie ein König – scheitern wie ein Idiot."

Löwe, du bist überzeugt, dass du der Mittelpunkt des Universums bist. Nur blöd, dass dein Thron aus Bongs und leeren Tüten besteht. Du willst beeindrucken, aber keiner kann dir zusehen, weil du vor lauter Rauch nichts mehr siehst. Gratuliere, du bist der „coole" Kiffer, den niemand mag.

Tipp: Vielleicht solltest du mal an etwas arbeiten, das nicht nur auf Gras basiert. Nur so 'ne Idee.

♍ Jungfrau (23. August - 22. September) „Perfektionismus? Schön wär's."

Jungfrau, du bist normalerweise ordentlich und penibel, aber wenn du stoned bist, bist du einfach nur ein neurotisches Wrack. Dein Leben dreht sich nur noch darum, den perfekten Joint zu drehen – als ob das irgendeinen Unterschied in deinem armseligen Leben machen würde. Du verlierst dich in Details und übersiehst das Wesentliche: Du bist ein verdammter Kiffer.

Tipp: Statt die perfekte Asche aufzusammeln, wie wäre es, wenn du dein Leben aufräumst?

♎ Waage (23. September - 22. Oktober) „Balance? Du schaffst nicht mal geradeaus zu gehen."

Waage, du bist immer auf der Suche nach Balance, aber die einzige Balance, die du diese Woche findest, ist die zwischen „noch stoned" und „komplett verpeilt". Du redest dir ein, dass du die perfekte Mischung gefunden hast, aber in Wirklichkeit liegst du nur wie ein nasser Sack auf der Couch.

Tipp: Hör auf, dir vorzumachen, dass du dein Leben im Griff hast. Du bist so ausgeglichen wie ein umgekippter Joint.

♏ Skorpion (23. Oktober - 21. November) „Gefährlich? Nicht mal für dich selbst."

Skorpion, du glaubst, du bist mysteriös und gefährlich. Aber was du wirklich bist, ist ein Kiffer, der sich selbst in eine Ecke gelabert hat und jetzt mit seiner Zimmerpflanze redet. Du denkst, du wärst tiefgründig, aber in Wirklichkeit versteckst du dich nur hinter einer Rauchwolke.

Tipp: Mach mal was, das nicht nach „Ich bin so tiefsinnig" schreit, sondern tatsächlich was verändert. Spoiler: Gras hilft da nicht.

⚹ Schütze (22. November - 21. Dezember)
„Abenteuer? Du schaffst nicht mal den Weg zum Supermarkt.“
Schütze, du träumst von großen Abenteuern und Freiheit. In der Realität sitzt du seit einer Woche auf derselben Stelle auf der Couch, zu faul, um überhaupt aufzustehen. Du glaubst, du entdeckst neue Dimensionen, aber in Wirklichkeit findest du nur den Weg zur nächsten Bong.
Tipp: Vielleicht wagst du mal ein echtes Abenteuer und hörst mit dem Kiffen auf. Aber das wäre zu mutig, oder?

♑ Steinbock (22. Dezember - 19. Januar)
„Strukturiert? Klar, mit deinem Gras-Kalender.“
Steinbock, du bist normalerweise der Fels in der Brandung – aber dieser Fels hat sich mittlerweile in einen haufenlosen Dreck verwandelt, der nur noch Gras raucht. Du hast sogar einen Plan fürs Kiffen, weil du zu stur bist, zuzugeben, dass du dein Leben vergeudest.
Tipp: Fang mal an, die Liste deiner Ausreden durchzustreichen. Ach nee, du bist eh zu stoned dafür.

♒ Wassermann (20. Januar - 18. Februar) „Kreativität? Eher Selbstzerstörung."

Wassermann, du hältst dich für besonders kreativ, wenn du kiffst, aber deine Ideen klingen eher wie die verwirrten Ergüsse eines Dreijährigen. Du baust Bongs aus Dingen, die nicht mal dafür gedacht sind, und nennst es Kunst. Die einzige Person, die deine „Innovation" bewundert, bist du selbst.

Tipp: Kreativ zu sein heißt, was zu schaffen – nicht einfach nur high zu sein und Müll zusammenzubasteln.

♓ Fische (19. Februar - 20. März) „Träume groß – aber mach nichts draus."

Fische, du lebst in einer Traumwelt, in der alles schön und friedlich ist. Aber während du high von einer Wolke zur nächsten schwebst, vergisst du, dass die Welt draußen echt ist. Deine Träume bringen dich nirgendwohin, und Kiffen hat noch nie jemanden weitergebracht – außer ins Bett.

Tipp: Vielleicht solltest du mal aufwachen und den Realitätscheck machen, bevor du dich komplett verlierst.

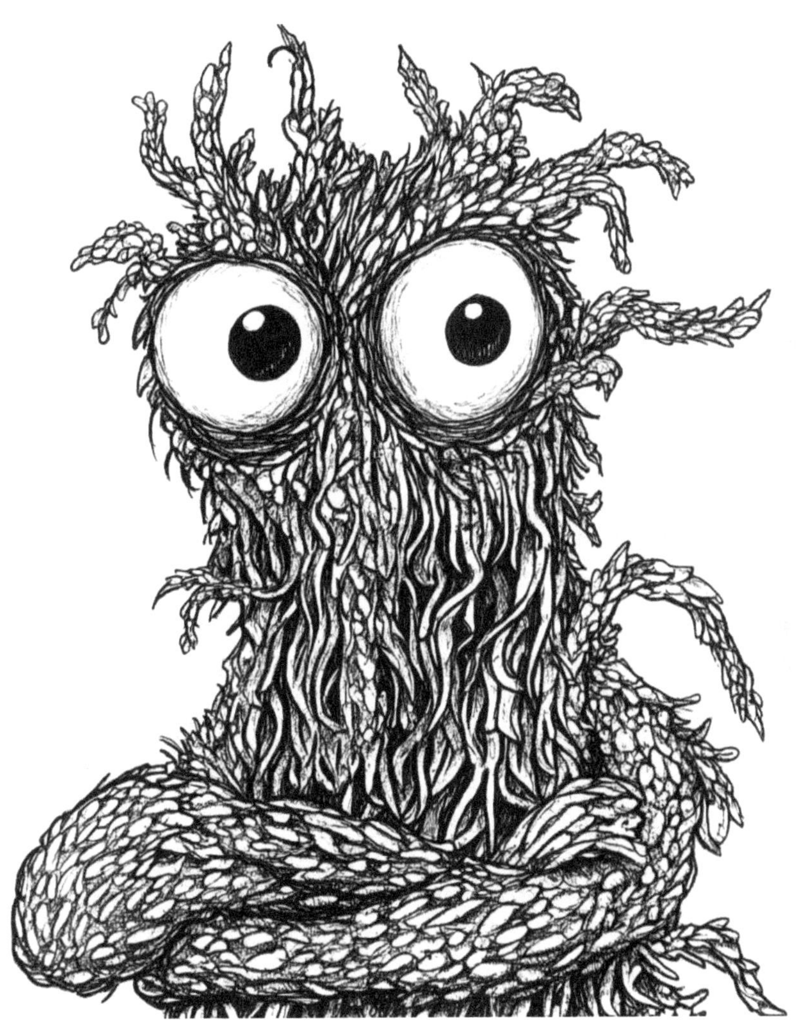

Die Revolution im Schrebergarten

Es war ein trüber Freitagnachmittag, und Hieronymus, der sich selbst als „freigeistiger Denker" bezeichnete, stand in seinem winzigen Schrebergarten und starrte auf die kümmerlichen Überreste seines Marihuanabeets. "Schau dir das an, Mann," sagte er, während er an einem krummen Joint zog, der aussah, als hätte ihn ein wütendes Eichhörnchen gedreht. "Das ist ein Symbol der Unterdrückung!"

Sein Kumpel Dennis, ein schmächtiger Typ mit schmierigen Haaren und einem T-Shirt, auf dem „Legalize Happiness" stand, nickte eifrig. "Ja, total. Das ist wie... die Pflanzen sagen 'F*** das System', und das System antwortet 'Nein, du.' Es ist so tiefgründig, Mann." Dennis zog an seinem Joint und hustete so heftig, dass er fast vornüber in den Becher kalten Mate-Tee fiel, den er seit Stunden in der Hand hielt.

Die beiden hatten den ganzen Tag nichts anderes gemacht, als zu kiffen und ihre „großen Pläne" zu diskutieren. Laut Hieronymus war es an der Zeit, „das System zu stürzen" und „den Geist der Freiheit zu befreien". Dass sie das von einem klapprigen

Klappstuhl in einem Schrebergarten aus machten, den Hieronymus' Oma für 30 Euro im Jahr gemietet hatte, spielte für ihn keine Rolle. "Wir müssen etwas Großes tun," verkündete Hieronymus. "Was Revolutionäres!"

Dennis sah ihn an, mit glasigen Augen, die aussahen, als würde er gleich das Geheimnis des Universums entschlüsseln. "Ja, was... was ist dein Plan, Mann?"

Hieronymus holte tief Luft und erklärte mit dem Enthusiasmus eines Sektenführers: "Wir bauen die größte Grasplantage, die die Stadt je gesehen hat! Direkt hier, mitten im Schrebergarten. Zehn Quadratmeter purer Widerstand. Und dann... verschenken wir es einfach! An jeden! Kostenlos! Weißt du, um das System zu... wie sagt man... zu untergraben, oder so."

Dennis klatschte begeistert in die Hände. "Ja! Und dann, dann... dann kaufen wir uns ein Wohnmobil und fahren überall hin und... verteilen Gras wie Weihnachtsmänner, Mann. So wie dieser Typ in der Serie, wie hieß die noch? Baking Bread?"

Hieronymus nickte heftig, ohne zu merken, dass der Vergleich völlig daneben war. "Exakt, Mann. Wir werden zu Helden, zu Legenden! Wir werden der kapitalistischen Maschinerie zeigen, dass sie uns nicht kleinkriegen kann!"

Natürlich hatten die beiden keine Ahnung, dass der Schrebergartenverein nebenan einen neuen Platzwart eingestellt hatte: Günther, ein älterer Herr mit einer Leidenschaft für Regelkonformität und einer Vorliebe dafür, Unkraut zu vernichten. Günther kam gerade um die Ecke, als Hieronymus und Dennis laut darüber philosophierten, ob man das Gras mit biologisch abbaubaren Papieren oder „ökologisch korrekt" einfach so essen sollte.

„Was zum Henker macht ihr da?!" rief Günther, als er den Rauch bemerkte. „Ihr dreht doch hier keine Drogenparty in meinem Schrebergartenbereich!"

Hieronymus zuckte zusammen, drehte sich langsam um und versuchte, gelassen zu bleiben. "Ach, das ist… das ist nur eine friedliche Demonstration, Mann. Für… Pflanzenrechte."

Günther war nicht beeindruckt. "Was für Rechte? Ihr seid einfach nur zwei bekiffte Idioten, die meinen, sie könnten hier illegale Pflanzen züchten!"

Hieronymus und Dennis sahen sich kurz an, dann nickte Dennis. "Ja, genau! Wir sind Aktivisten, und das ist unser... unser Protestgarten! Ein Symbol gegen das... Zeugs, das halt falsch läuft!"

Günther schüttelte nur den Kopf. „Ihr zwei habt doch echt nicht mehr alle Latten am Zaun." Und mit einem entschlossenen Griff zog er sein Handy hervor und rief die Polizei.

Hieronymus dachte, er könnte die Situation retten. „Ey, ruf nicht die Bullen! Wir sind doch alle nur Menschen, weißt du? Lass uns drüber reden. Vielleicht bist du ja auch nur unterdrückt, und du weißt es nicht mal!"

Günther ließ sich nicht beirren. „Ihr beiden Trottel werdet euch noch wundern." Und genau das taten sie auch, als die Polizei wenig später auftauchte und die „Revolution im Schrebergarten" beendete, bevor sie überhaupt angefangen hatte.

Am nächsten Morgen...

Hieronymus und Dennis saßen im Polizeiwagen, immer noch völlig benebelt und verlegen. "Weißt du, Mann," sagte Dennis, während sie durch die Straßen gefahren wurden, "ich glaube, das war eigentlich eine richtig gute Idee, aber... wir haben es halt noch nicht ganz durchdacht."

Hieronymus nickte und starrte nachdenklich aus dem Fenster. "Ja, Mann. Vielleicht... nächstes Mal. Aber dann... machen wir's richtig. Mit 'nem richtigen Plan. Und vielleicht... ohne Günther."

Entschuldige dich bei deinem eigenen Gehirn

Schreib einen Brief an dein Gehirn. Entschuldige dich für all die Male, die du es mit Drogen zugedröhnt und schlecht behandelt hast.

„*Liebes Gehirn, ich weiß, dass ich dich oft hängen lasse und dich mit unnötigem Zeug vollpumpe. Ich weiß, dass ich dir keine Chance gebe, richtig zu arbeiten, weil ich zu faul bin, klar zu denken. Es tut mir leid, dass ich jedes Mal, wenn ich rauche, den Verstand verliere. Ich verspreche, besser auf dich aufzupassen…*"

Unterschreibe unten, falls du es ernst meinst. Wenn nicht, wünsch dir weiterhin viel Spaß beim Nichts-erreichen.

Unterschrift: _______________________

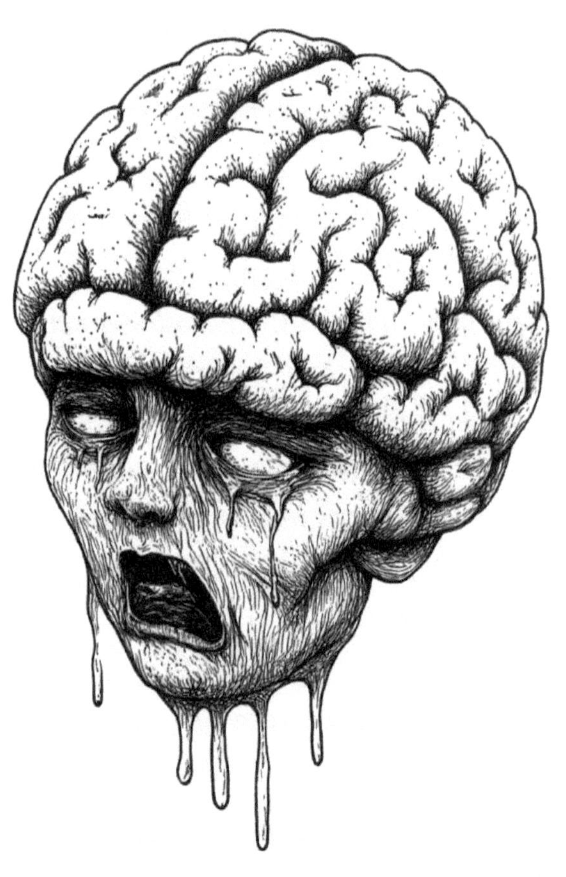

Der letzte Rausch im Puff

Im finstersten Teil der Stadt, dort wo die Straßenlaternen nur müde ihren Dienst verrichteten und die Schatten alles Bessere verschluckten, stand ein schäbiger Puff namens „Zur Letzten Hoffnung". Hierher kamen die verlorenen Seelen, die es im Leben zu nichts gebracht hatten, um ihr Elend in Alkohol, Drogen und flüchtigen Körpern zu ertränken.

Sabrina, einst eine strahlende Schönheit, war nun eine abgenutzte Gestalt, die ihren Lebensunterhalt durch Prostitution und den Verkauf von Gras verdiente. Ihre Kundschaft bestand aus ebenso verlorenen Seelen, die bereit waren, für ein bisschen Vergessen viel zu zahlen.

Eines Abends, als der Puff besonders übel roch und die Luft schwer von Verzweiflung war, kam ihr Stammkunde Benny, ein abgerissener Kerl, der in den finsteren Ecken der Stadt für seine Gewalttätigkeit und seine kalte Berechnung berüchtigt war.

„Hey, du beschissene Hure, hol deinen versifften Arsch hierher, ich brauch meinen Scheiß", rief er, während er sich an der Bar einen billigen Whiskey herunterkippte.

Sabrina, bereits von den Rauschwolken umgeben, die ihren Verstand so oft vernebelten, schlurfte zu ihm. „Halt die verdammte Klappe, Benny, ich hab dein verficktes Gras. Bezahl erst, du elender Wichser."

Benny grinste gehässig. „Was, wenn ich nicht zahle, du dreckiges Stück Scheiße? Willst du mir ans Bein pissen, du verhurtes Miststück?"

Sabrina, die schon längst jede Form von Selbstachtung verloren hatte, fauchte zurück. „Du bist ein verdammtes Arschloch, Benny. Zahl oder verpiss dich, bevor ich dich mit deinem eigenen Schwanz erwürge."

Doch Benny hatte andere Pläne. Er packte Sabrina am Hals, sein Griff so fest, dass sie kaum atmen konnte. „Denkst du wirklich, du kannst mich verarschen, du Hurenbock? Ich zahl dir Scheiße, du stinkende Fotze. Gib mir das Gras, oder ich bring dich um."

In Panik gab Sabrina ihm das Gras, ihre Hände zitterten vor Angst. „Hier, nimm es, du verdammter Bastard. Verpiss dich einfach."

Benny, zufrieden mit seinem erzwungenen Deal, grinste. „Gut so, du verhurte Schlampe. Besser, du vergisst nie, wer hier das Sagen hat."

Doch als Benny das Gras in die Hand nahm, fiel ihm auf, dass es weniger war als gewohnt. „Willst du mich verarschen, du blöde Kuh? Das ist nicht genug!", brüllte er und warf das Päckchen auf den Boden.

Sabrina, die genug von seiner Tyrannei hatte, explodierte. „Du dummer Hurensohn! Immer bist du am Meckern! Wenn's dir nicht passt, verpiss dich und kauf woanders!"

Benny, der schon längst am Rande des Wahnsinns war, zog ein Messer. „Ich bring dich um, du miese Hure!"

Sabrina, in einem verzweifelten Versuch, ihr Leben zu retten, griff nach einer leeren Flasche und schlug sie Benny über den Kopf. Blut spritzte, aber Benny war noch nicht besiegt. Er stach auf sie ein, während sie weiter auf ihn einschlug.

Der Kampf war brutal und kurz. Beide waren so in Rage, dass sie nicht merkten, wie schwer sie verletzt waren, bis es zu spät war. Benny, mit einem zerschmetterten Schädel, sackte tot zu Boden, während Sabrina, durchstochen und blutend, neben ihm zusammenbrach.

Im Morgengrauen fand man ihre Leichen, blutüberströmt und entstellt, ein groteskes Mahnmal des Elends, das ihre Leben bestimmt hatte. Die Nachricht verbreitete sich schnell, doch niemand war wirklich überrascht. In einer Welt, wo Gewalt und Tod an der Tagesordnung waren, war Sabrinas Schicksal nur eine weitere tragische Geschichte in einer endlosen Serie von Verlusten.

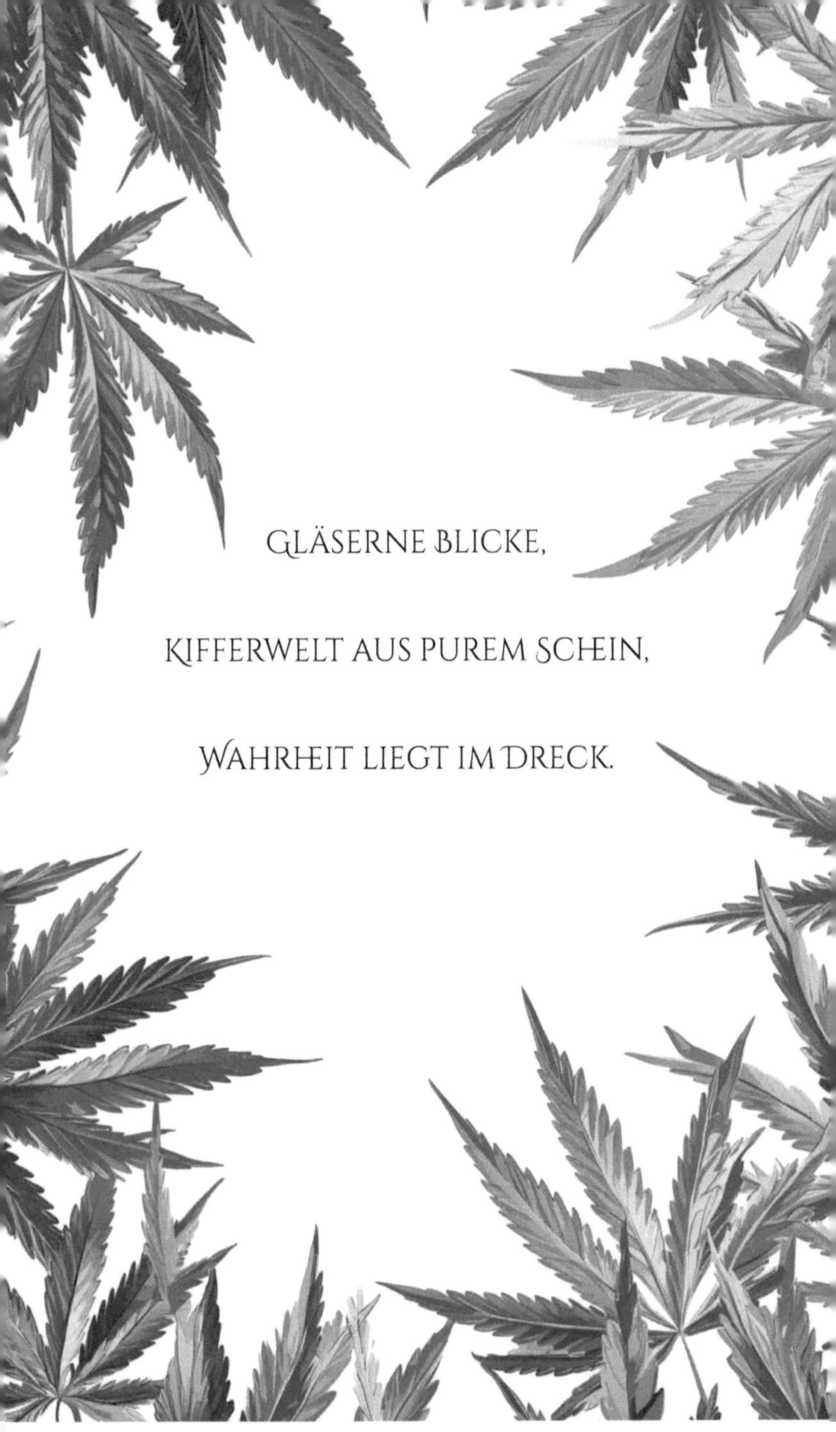
GLÄSERNE BLICKE,

KIFFERWELT AUS PUREM SCHEIN,

WAHRHEIT LIEGT IM DRECK.

Der glückliche Kiffer auf dem Baum

Bryan, ein nicht allzu mit Intelligenz gesegneter Zeitgenosse, der Kiffen zu seinem Hobby gemacht hatte, verbrachte seine Tage gerne damit, Vögel zu beobachten. Stundenlang saß er regungslos auf Parkbänken, Bäumen, Felsen. Nicht selten brachte ihm seine Mission, alle heimischen Arten dieser geflügelten Zeitgenossen in allen, wirklich allen Situationen zu beobachten, in private Gärten und auf fremde Bäume. Leider stieß seine grenzenlose Leidenschaft nicht immer auf das erhoffte Verständnis. Paare, die mit waagrechter Schlafzimmeraktivität beschäftigt waren, oder gar junge und ältere Damen, die sich umzogen, erregten gar nicht sein Interesse. Das konnte und wollte die Polizei, die deswegen des Öfteren gerufen wurde, nicht glauben. Er konnte das nicht verstehen. Dennoch sah er nie eine Gefängniszelle von innen. Das grenzte an ein Wunder.

Er hatte ein sehr großes Ziel, das er unbedingt in seinem Leben erreichen wollte. Er wollte beobachten, wie diese majestätischen Kreaturen in den Süden starteten. Das hatte er noch nie geschafft. Diese eine Sache wollte er unbedingt noch sehen. Sie fehlte ihm noch in seiner Sammlung an Erinnerungen. Er hatte nicht viele Habseligkeiten in seiner winzigen Wohnung. Er brauchte all das nicht. Er brauchte nur seine Vögel. Das wenige Geld, das er mit der Sozialrente bekam, gab er fast vollständig für Vogelfutter aus. In seiner Wohnung standen so gut wie keine Möbel. Sein wertvollster Besitz war seine Bong, der er sich jeden Abend bediente, bevor er sich auf sein leintuchloses Bett legte. Ein paar Decken, die im Park verlassen zu sein schienen, hatte er zu seinem Eigen gemacht. Er hatte sie zwar in einer Wäscherei gewaschen, aber das war nun auch schon viele Monate her. Er dachte sich, dass der Schmutz darauf ja von ihm selbst sei und daher nicht so schlimm.

Auch heute bediente er sich seiner wertvollen Bong. Er übertrieb es ein bisschen. Er war nämlich so aufgeregt, dass sein Traum bald in Erfüllung gehen würde. Er hatte sich am Computer in der Bibliothek schlau darüber gemacht, wann und wie die Vögel ihre Reise in den Süden antreten.

Zusammen mit seinen jahrelangen Beobachtungen war er fest davon überzeugt, den richtigen Zeitraum ermittelt zu haben.

Während er so da saß, dachte er darüber nach, was er nach der Erfüllung seines Traums machen würde. Den Gedanken konnte er aber nicht lange halten. Er stand auf und stieß dabei seine Bong zu Boden. Diese zerbrach in tausend Teile, was er aber nur am Rande mitbekam. Er stand auf, um zu Bett zu gehen. Seine Socke war nass, und er dachte, dass er wohl in das zuvor verschüttete Bier getreten sei. Als er am nächsten Morgen aufwachte, bemerkte er, dass seine Decke an seinem Fuß klebte. Er hatte die Nacht über stark aus seinem Fuß geblutet und es nicht bemerkt. „Was soll's," dachte er sich und ging ins Bad, um sich das verkrustete Blut abzuwaschen. Da bemerkte er die blutigen Fußabdrücke, die er am Tag zuvor hinterlassen hatte. Das Gehen fiel ihm schwer, der Fuß schmerzte. Er verband den Schnitt dürftig mit Klopapier und etwas Klebeband und machte ein wenig Ordnung. „Heute bleibe ich zu Hause," dachte er sich. Das könne er sich leisten. Er schlief fast den ganzen Tag.

Am Abend wurde ihm richtig heiß. Er schwitzte und windete sich die ganze Nacht. Kein Auge kriegte er zu, und seinem abendlichen Ritual hatte er auch nicht nachgehen können. Am nächsten Morgen musste er sich zusammenreißen. Es war der Tag, den er festgelegt hatte, um nach dem Start der Vögel in den Süden Ausschau zu halten. Der Fuß war heiß, geschwollen und feuerrot. Er schmerzte unmenschlich, aber das war ihm egal. Er wollte seinen Traum erfüllen. Er humpelte bis zu dem Baum, auf den er klettern wollte, um das Spektakel zu beobachten. Vielleicht würde er Glück haben. Vielleicht müsste er am nächsten Tag noch einmal hin. Die Aufregung brachte ihn fast um.

Er erreichte seinen Baum. Mit dem kleinen Klappstuhl, den er dabei hatte, schaffte er es, auf die untersten Äste zu klettern. Er kletterte bis zu einer Stelle, wo er sich bequem hinsetzen konnte. Das tat er dann auch. Er war so müde, und ihm war so heiß, obwohl es zu dieser Jahreszeit bereits recht kühl war. Da geschah es: Sein Traum ging in Erfüllung. Er konnte es nicht glauben, dass er es tatsächlich geschafft hatte. Er winkte seinen gefiederten Freunden nach. „Ich werde noch ein kleines Nickerchen machen, bevor ich den Heimweg antrete," dachte er sich.

Ein älterer Herr, der mit seinem Hund vorbeispazierte, sah den Klappstuhl. Er dachte, dass er wohl von jemandem vergessen worden war. Was würde es schaden, wenn er sich kurz setzte, um seine müden Knochen auszuruhen? Irgendwann wanderte sein Blick nach oben, und er sah Bryan, wie er dort oben ein Nickerchen machte. Er wunderte sich nicht weiter. Bryan war schließlich für seine Kletteraktionen bekannt. Nach einer Weile ging der Herr weiter seines Weges.

Einige Tage später schrieb ein junger Mann etwas auf einen Zettel. Auf dem Zettel stand ganz oben Bryans Name, und neben „Todesursache" stand: Blutvergiftung.

Der Selbstverarschungs-Kreisel

Wirf deinen Finger auf eine der Aussagen und akzeptiere, dass du dich selbst verarschst:

- „Ich kiff nur, um kreativ zu sein." (Kreuzworträtsel zu lösen gilt nicht als kreativ.)
- „Ich hab alles unter Kontrolle." (Klar, du hast es so gut unter Kontrolle, dass du nichts auf die Reihe kriegst.)
- „Kiffen ist ein Protest gegen das System." (Und das System lacht sich tot, weil du nichts dagegen tust.)
- „Kiffen macht mich freier." (Genau wie in der kommunistischen Propaganda: Viele leere Versprechen, wenig Realität.)

Deine wahren Freunde vs. dein Dealer: Wer will dein Bestes?

Wer hilft dir wirklich im Leben weiter? Kreuze an und denk darüber nach.

- [ ] **Meine Freunde, die mich daran erinnern, dass ich meine Zeit verschwende, wenn ich high bin.**

- [ ] **Der Dealer, der mich „brüderlich" begrüßt, während er mir überteuertes Gras verkauft.**

- [ ] **Der Erfolg, der auf mich wartet, wenn ich endlich aufhöre, mein Leben wegzurauchen.**

- [ ] **Die Lügen und Ausreden, die ich mir selbst erzähle, um weiterzumachen, obwohl ich weiß, dass es mich kaputt macht.**

Anti-Kiffer Bingo: Kreuz an, was du alles nicht mehr machst, weil du nur noch stoned rumhängst

Bingo-Kästchen
Wäsche waschen
Job suchen
Sport machen
Ein Buch lesen
Dich mit Freunden treffen, die keine Kiffer sind
Gesund essen
Pünktlich irgendwo erscheinen
Eine Wohnung aufräumen, die nicht wie ein Aschenbecher stinkt

Kreuze an, was du längst verlernt hast. Wer das ganze Bingo ausfüllt, ist ein echter Verlierer. Gratuliere!

„Schreib deine eigene Ausrede: Warum kiffst du immer noch?"

Schreib hier die beste Ausrede auf, die du finden kannst, um dein Verhalten zu rechtfertigen. Am besten mit richtig viel Kreativität, denn das brauchst du, um weiterzumachen wie bisher.

- „Ich kiff, weil

___________________."

- „Ohne Gras kann ich nicht

___________________."

Denkst du, dass das jemand ernst nimmt? Nein? Dann hör vielleicht einfach auf, dir selbst was vorzumachen.

JETZT ABER MAL TACHELES!

Der Abgesang auf die Kiffer-Idyllen: Eine zynische Dekonstruktion

In den verrauchten Ecken unserer Gesellschaft, wo der süßlich-stechende Duft von verbranntem Gras die Luft verpestet, finden wir die Kiffer – jene selbsternannten Freidenker, die glauben, dass das Einatmen von Rauch ihr Leben in ein Paradies der Klarheit und Erleuchtung verwandelt. Doch, wie ein genaues Hinsehen zeigt, ist diese Wolke aus THC getränkter Selbsttäuschung nichts anderes als ein Schleier der Ignoranz und Selbstverherrlichung.

Das Märchen vom „natürlichen Heilmittel"

Kiffer preisen Cannabis oft als „Geschenk der Natur", eine heilige Pflanze, die gegen alles und jeden hilft. Sie argumentieren, dass es weniger schädlich sei als Alkohol und keine Todesfälle verursache. Aber lassen Sie uns diesen Mythos einmal mit wissenschaftlicher Akribie auseinandernehmen.

Ja, Cannabis ist eine Pflanze. Und ja, es gibt durchaus medizinische Anwendungen – unter strikter ärztlicher Aufsicht und Kontrolle. Doch der Freizeitkonsum, wie er von Kiffern praktiziert wird, steht in keiner Relation zu diesen Anwendungen. Die „natürliche" Argumentation ist so sinnlos wie zu behaupten, dass Pilze immer sicher sind, nur weil sie in der Natur wachsen. Nicht jeder Pilz ist ein Champignon; manche sind tödlich. Genauso verhält es sich mit der unkritischen Verherrlichung von Cannabis.

Das Argument der Harmlosigkeit

Ein weiteres oft gehörtes Argument ist, dass Cannabis weniger schädlich sei als Alkohol oder Tabak und daher legalisiert werden sollte. Diese Argumentation ignoriert die umfassenden Forschungsergebnisse, die aufzeigen, dass regelmäßiger Cannabiskonsum zu einer Vielzahl von psychischen und physischen Problemen führen kann. Chronische Nutzung kann das Risiko für Psychosen erhöhen, die kognitive Funktion beeinträchtigen und langfristig das Gehirn schädigen. Ganz zu schweigen von den sozialen und beruflichen Folgen, die durch anhaltende Abwesenheit und Leistungsminderung entstehen.

Die Verklärung der Kreativität

Kiffer behaupten gerne, dass Cannabis die Kreativität steigere und das Bewusstsein erweitere. In Wahrheit ist dieser „kreative Funken" oft nicht mehr als ein kurzzeitiges Hoch, gefolgt von einem Einbruch der Motivation und Konzentration. Die Realität ist, dass die meisten großartigen Werke der Kunst und Wissenschaft in nüchternem Zustand geschaffen wurden. Ein flüchtiger Geistesblitz während des Rauschs ersetzt nicht die Disziplin und harte Arbeit, die wahre Kreativität und Innovation erfordern.

Das Märchen vom friedlichen Kiffer

Die romantisierte Vorstellung vom friedlichen, entspannten Kiffer ist ebenso ein Trugbild. Zahlreiche Studien und Berichte zeigen, dass Cannabiskonsum Aggressivität und Gewaltbereitschaft fördern kann, besonders bei regelmäßigem Konsum und Entzugserscheinungen. Die Idee, dass Kiffer per se friedlicher seien, entbehrt jeder Grundlage und ist eher Wunschdenken als Realität.

Die gesellschaftlichen Kosten

Ein besonders zynisches Argument der Kiffer ist die Behauptung, dass die Legalisierung von Cannabis die Kriminalität reduzieren und die Wirtschaft ankurbeln würde. Dies ignoriert die gesellschaftlichen Kosten, die durch den Konsum entstehen. Die Belastung des Gesundheitssystems durch Cannabiskonsumenten, die Behandlung psychischer und physischer Erkrankungen sowie die Auswirkungen auf die Produktivität sind enorme finanzielle Lasten, die die Gesellschaft trägt. Die Annahme, dass eine Droge, die potenziell das Leben der Konsumenten und ihrer Familien zerstört, wirtschaftlich vorteilhaft ist, ist absurd und gefährlich.

Die Realität der Kiffer-Ideologie

Am Ende ist die Kiffer-Ideologie nicht mehr als eine Flucht vor der Realität, eine selbstgewählte Ignoranz, die in einer Wolke von Rauch verhüllt wird. Es ist eine Verweigerung, sich den Herausforderungen des Lebens zu stellen und stattdessen in einer Illusion von Freiheit und Erleuchtung zu verharren. Die Wahrheit ist jedoch, dass dieser Lebensstil zu Isolation, gesundheitlichen Problemen und sozialem Abstieg führt.

Kiffer mögen sich als Revolutionäre und Freidenker sehen, doch in Wirklichkeit sind sie nichts weiter als Gefangene ihrer eigenen Täuschungen, unfähig, die Welt klar zu sehen und ihren Platz in ihr zu finden. Die glorifizierende Erzählung vom harmlosen, natürlichen Wunderkraut ist nichts als eine Fassade, hinter der sich die harte Realität von Abhängigkeit und Selbstbetrug verbirgt.

Fazit

Es ist an der Zeit, dass wir den Schleier der Selbsttäuschung durchbrechen und die Realität des Cannabiskonsums erkennen. Der wahre Preis, den die Gesellschaft und die Konsumenten selbst zahlen, ist hoch – zu hoch, um ihn mit naiven und simplifizierten Argumenten zu rechtfertigen. Kiffer mögen in ihrer eigenen verqualmten Welt leben, doch die Realität wird sie letztlich einholen, und das Erwachen wird schmerzhaft sein.

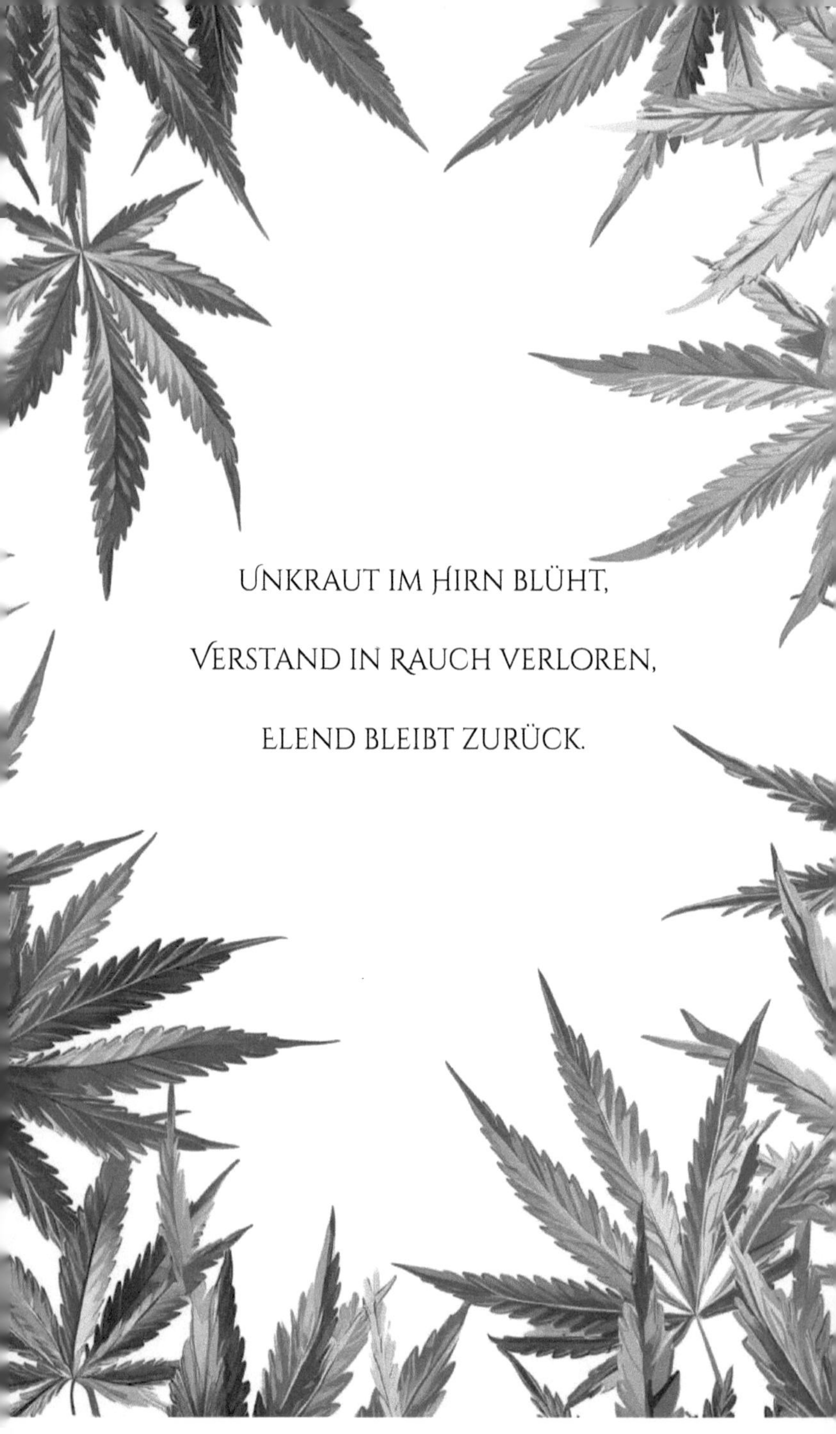

UNKRAUT IM HIRN BLÜHT,

VERSTAND IN RAUCH VERLOREN,

ELEND BLEIBT ZURÜCK.

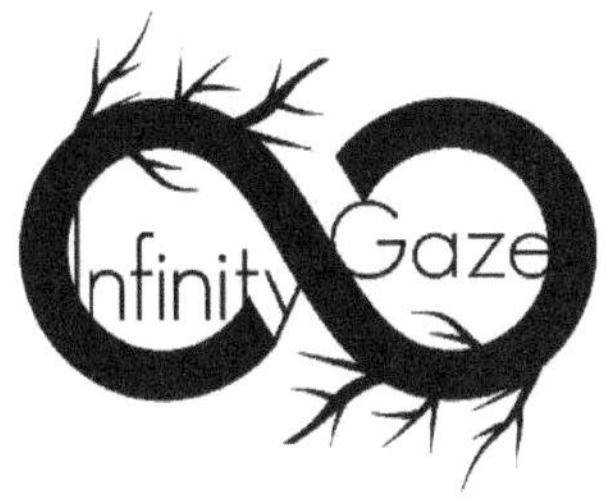

Eine Welt voller Bücher

Unvergessliche Abenteuer
Faszinierende Charaktere
Neue Welten und Ideen

Bei Infinity Gaze endet
die Lesereise nie!

Jetzt entdecken unter:
www.infinitygaze.com